L&PM POCKET ENCYCLOPAEDIA

Cérebro

Série **L&PM**POCKET**ENCYCLOPÆDIA**

Alexandre, o Grande – Pierre Briant
Budismo – Claude B. Levenson
Cabala – Roland Goetschel
Capitalismo – Claude Jessua
Cérebro – Michael O'Shea
Cleópatra – Christian-Georges Schwentzel
A crise de 1929 – Bernard Gazier
Cruzadas – Cécile Morrisson
Economia: 100 palavras-chave – Jean-Paul Betbèze
Egito Antigo – Sophie Desplancques
Escrita chinesa – Viviane Alleton
Existencialismo – Jacques Colette
Geração Beat – Claudio Willer
Guerra da Secessão – Farid Ameur
Império Romano – Patrick Le Roux
Impressionismo – Dominique Lobstein
Islã – Paul Balta
Jesus – Charles Perrot
Lincoln – Allen C. Guelzo
Maquiavel – Quentin Skinner
Marxismo – Henri Lefebvre
Mitologia grega – Pierre Grimal
Nietzsche – Jean Granier
Paris: uma história – Yvan Combeau
Primeira Guerra Mundial – Michael Howard
Revolução Francesa – Frédéric Bluche, Stéphane Rials e Jean Tulard
Santos Dumont – Alcy Cheuiche
Sigmund Freud – Edson Sousa e Paulo Endo
Sócrates – Christopher Taylor
Tragédias gregas – Pascal Thiercy
Vinho – Jean-François Gautier

Michael O'Shea

Cérebro

Tradução de Iuri Abreu

www.lpm.com.br

L&PM POCKET

Coleção **L&PM** POCKET, vol. 911

Michael O'Shea é professor de neurociência na Universidade de Sussex, diretor do Sussex Centre for Neuroscience e codiretor do Centre for Computational Neuroscience and Robotics.

Texto de acordo com a nova ortografia.

Título original: *The Brain*

Primeira edição na Coleção **L&PM** POCKET: novembro de 2010

Tradução: Iuri Abreu
Capa: Ivan Pinheiro Machado. *Ilustração*: © Yakobchuk Vasyl
Preparação: Caren Capaverde
Revisão: Elisângela Rosa dos Santos

CIP-Brasil. Catalogação-na-Fonte
Sindicato Nacional dos Editores de Livros, RJ

O91c

O'Shea, Michael
Cérebro / Michael O'Shea ; tradução Iuri Abreu. - Porto Alegre, RS : L&PM, 2010.
160p. : il. - (Coleção L&PM POCKET; v. 911)

Tradução de: *The Brain*
Inclui bibliografia e índice
ISBN 978-85-254-2091-6

1. Cérebro. I. Título. II. Série.

10-5193. CDD: 612.8
CDU: 612.8

Rua Comendador Coruja 326 – Floresta – 90220-180
Porto Alegre – RS – Brasil / Fone: 51.3225-5777 – Fax: 51.3221-5380

PEDIDOS & DEPTO. COMERCIAL: vendas@lpm.com.br
FALE CONOSCO: info@lpm.com.br
www.lpm.com.br

Impresso no Brasil
Primavera de 2010

Para meus filhos Annie e Jack. E para minha filha Linda, que morreu porque não havia conhecimento bastante sobre o que fazer quando as coisas ficam muito erradas no cérebro. Espero que algum dia saibamos o suficiente.

Agradecimentos

Agradeço à Annalie Clark pelos sábios conselhos e principalmente por melhorar a clareza dos trechos complicados. À Dra. Liz Somerville por sua aula especializada sobre os antecedentes fossilizados do crânio humano. E também à Jenny por seu incentivo.

Sumário

Capítulo 1

Pensando sobre o cérebro

Pense por um momento em uma máquina muito especial, o cérebro, um órgão que pesa apenas 1,2 kg e contém cem bilhões de células nervosas, sendo que nenhuma delas tem a mínima ideia de quem ou o quê você seja. De fato, a própria ideia de que uma célula tenha uma ideia parece absurda. Afinal de contas, uma única célula é uma entidade muito simples. No entanto, a percepção consciente de si próprio vem exatamente disto: células nervosas que se comunicam entre si através de cem trilhões de interconexões. Quando pensamos nisso, percebemos tratar-se de um fato da vida profundamente enigmático. Pode não ser de todo insensato, portanto, presumir que tal máquina tenha propriedades miraculosas. Porém, enquanto o mundo está repleto de mistério, na ciência não há lugar para milagres; assim, o problema científico mais desafiador do século XXI é nada menos que explicar como o cérebro funciona em termos puramente materiais.

Refletir sobre o cérebro é, em si, um tipo de charada, pois só podemos pensar sobre o cérebro usando o próprio cérebro. Você apreciará a curiosa circularidade desse enigma se considerar a consequência de concluir, como já deve ter feito, que o cérebro é a máquina mais perfeitamente complexa e extraordinária do universo que conhecemos. Naturalmente isso é – e não pode ser outra coisa – a opinião do cérebro sobre si mesmo: a maneira de o cérebro pensar sobre o cérebro. Então, parece que estamos presos no paradoxo lógico de um sistema de autorreferência e, nesse caso, também auto-obcecado. Talvez a única conclusão confiável dessa experiência de raciocínio seja a de que o cérebro está na escala mais alta possível de arrogância!

Apesar da vaidade pessoal bem-desenvolvida do cérebro, devemos concordar que ele nos dá algumas capacidades muito diferenciadas. O cérebro opera no segundo plano de todas as nossas ações, sensações e pensamentos. Ele permite a reflexão vívida sobre o passado, o julgamento fundamentado sobre o presente e o planejamento de cursos de ação racional para o futuro. Ele oferece a capacidade, aparentemente sem esforço, de formar imagens na mente, perceber música em ruídos, sonhar, dançar, apaixonar-se, chorar e rir. Porém, talvez o mais incrível de tudo seja a capacidade do cérebro de gerar uma percepção consciente, que nos convence de que somos livres para escolher o que fazer a seguir.

Não temos ideia de como surge a consciência de uma máquina física e, ao tentar entender como o cérebro faz isso, podemos nos deparar com o mais estranho dos desafios científicos. Isso não significa dizer que o problema não pode, em princípio, ser solucionado, mas apenas que o cérebro é uma máquina finita e, presume-se, tem capacidade finita de entendimento. Entretanto, quais são os limites de sua capacidade intelectual e, ao atingir esse limite, ainda conseguimos propor perguntas sem respostas sobre o cérebro? Os neurocientistas admitem estar frente a um desafio assombroso. O ritmo acelerado de descobertas em neurociência, no entanto, mostra que ainda falta muito para atingir qualquer limite superior teórico sobre a nossa capacidade de compreender o que pode existir. Então, em vez de nos desesperarmos com as limitações do intelecto humano, devemos ser otimistas em nosso esforço de obter entendimento físico completo do cérebro e de suas propriedades mais enigmáticas – a consciência e a sensação de livre-arbítrio.

Embora mal tenhamos iniciado este breve livro, já cometemos um erro conceitual básico na maneira de nos referirmos ao "cérebro". Ele não é um agente independente, que reside em superioridade esplêndida e imponente em nossos crânios. Em vez disso, o cérebro é parte de um extenso sistema que se alonga para permear, influenciar e ser influenciado por todos os cantos e extremidades do corpo. Assim como a medula espinhal, ele se estende por todo o comprimento da espinha dorsal, periodicamente desenvolvendo nervos que transportam informações para todas as partes do corpo e de todas as partes do corpo. Quase nada está fora de seu alcance. Cada inspiração, cada batida do coração, cada emoção, cada movimento, até mesmo os involuntários, como os pelos eriçados na nuca e o movimento da comida pelos intestinos, todos são controlados direta ou indiretamente pela ação do sistema nervoso, do qual o cérebro é a peça principal.

Dessa perspectiva, o cérebro não é simplesmente um centro de instruções; ele próprio é bombardeado por um arsenal de informações que fluem de nosso corpo e do mundo exterior. Células especializadas, chamadas de neurônios receptores sensoriais, alimentam informações através de nervos sensoriais para o sistema nervoso, fornecendo ao cérebro dados em tempo real sobre o estado interno do corpo e sobre o mundo exterior. Além disso, as informações que entram e saem do cérebro não são carregadas apenas por células nervosas. Aproximadamente 20% do volume do cérebro é ocupado por vasos sanguíneos, que suprem oxigênio e glicose para a demanda de energia do cérebro, que é bastante alta. O suprimento sanguíneo oferece um canal alternativo de comunicação entre o cérebro e o corpo e entre o corpo e o cérebro. Glândulas endócrinas em todo o corpo liberam hormônios na corrente sanguínea. Esses hormônios informam o cérebro sobre o estado das funções corporais, enquanto ele deposita instruções hormonais em seu suprimento sanguíneo para distribuição global ao resto do corpo.

Então, quando dizemos que o cérebro faz isso ou aquilo, a palavra "cérebro" é uma abreviação de todos os processos interativos interdependentes de um complexo sistema dinâmico que consiste do cérebro, do corpo e do mundo exterior.

O cérebro humano é uma "máquina" admiravelmente evoluída e complexa que costuma ser comparada às mais complexas máquinas feitas pelo homem: os computadores digitais. No entanto, os cérebros e os computadores têm uma diferença fundamental. O cérebro é uma entidade biológica evoluída feita de materiais como pequenas moléculas orgânicas, proteínas, lipídios e carboidratos, alguns elementos-traço e bastante água salgada. Um computador moderno é construído a partir de componentes eletrônicos e interruptores feitos de silício, metal e plástico. Será que importa o material de que é feita uma máquina? Para computadores, a resposta é não – as operações computacionais são "independentes do meio". Isso quer dizer que todo tipo de cálculo pode, em princípio, ser realizado em diferentes meios, usando-se componentes feitos de qualquer material adequado. Dessa forma, engrenagens e alavancas, um sistema hidráulico ou dispositivos ópticos, por exemplo, poderiam substituir as peças eletrônicas de um computador moderno sem afetar (exceto em termos de velocidade e conveniência) a capacidade computacional da máquina. Parece muito improvável que o cérebro esteja apenas realizando algoritmos computacionais ou que o raciocínio possa ser atingido da mesma maneira com engrenagens e alavancas no lugar de células nervosas. Portanto, talvez não se possa esperar que os computadores tenham o mesmo desempenho dos cérebros, a menos que haja uma maneira de construí-los em um meio biológico (veja o Capítulo 7).

De sinais ao significado

Para dar uma ideia das questões sobre o cérebro que devem ser respondidas, e para preparar o leitor para os capítulos seguintes, examinarei brevemente a atividade do cérebro no contexto de um ato comum da vida cotidiana. Vamos considerar a ação com a qual você está neste momento ocupado, a saber, a leitura dessas palavras. O que exatamente o cérebro está fazendo agora? Que tipo de atividade é a leitura e o que o cérebro deve fazer para atingi-la?

É evidente que o cérebro deve, em primeiro lugar, aprender a ler e que a leitura é um meio de aprendizagem que ativa nossa imaginação. A leitura também exige concentração e atenção. Portanto, à medida que você lê estas palavras, seu cérebro deve desviar sua atenção de muitas distrações em potencial que estão ocorrendo em segundo plano por toda sua volta. Porém, você não precisa se preocupar, porque, sem perturbar a percepção consciente, o cérebro está mantendo um "olhar" vigilante em eventos externos. Ele pode a qualquer momento desviar sua atenção desta página e se voltar para algo mais importante. Assim como sua atenção também pode ser distraída por eventos internos ao cérebro, os vários pensamentos que passam sem parar e competem por sua consciência.

A leitura, quando reduzida ao nível um tanto prosaico de ações motoras, depende da capacidade do cérebro de orquestrar uma série de movimentos oculares. Agora, enquanto você lê estas palavras, seu cérebro está comandando os olhos para que façam movimentos pequenos, mas muito rápidos (cerca de 500° por segundo) da esquerda para a direita, chamados de movimentos de sacada (da direita para a esquerda ou de cima para baixo no caso de alguns outros idiomas escritos). Você não está ciente disso, mas esses movimentos rápidos são geralmente interrompidos por breves períodos em que os olhos estão em posição fixa. Observe alguém lendo e entenderá com exatidão o que quero dizer. Você perceberá que os olhos não percorrem com suavidade a linha de texto, mas se movem rapidamente de uma fixação para outra. É somente durante as fixações, quando os olhos se detêm por um quinto de segundo, que o cérebro consegue examinar o texto em detalhe. A leitura não é possível durante os acelerados movimentos sacádicos porque os olhos se movem rápido demais pela página. Você não está ciente de toda a confusão que ocorre durante uma sacada porque, felizmente, há um mecanismo cerebral que suprime a visão e nos protege contra a sobrecarga visual.

A leitura só é possível entre as sacadas por dois motivos: os olhos estão imóveis e o olhar está centrado na fóvea da retina. A fóvea é a única parte da retina especializada em visão de alta precisão (veja o Capítulo 5), mas ela examina uma área muito pequena de nosso mundo visual. Como regra geral, a visão foveal é restrita aproximadamente à área da visão que se tem ao estender o braço e olhar para a unha do polegar. Trata-se de uma pequena janela de visão clara na qual é possível decifrar apenas sete ou oito letras de tamanho normal de impressão por vez. A tarefa do cérebro é gerar uma série precisa de comandos motores para os músculos oculares, garantindo que, no fim das sacadas, a visão de alta precisão esteja fixa na parte do texto que será preciso ver com mais clareza a seguir. À medida que os olhos se aproximam do fim da linha, o cérebro gera um comando de retorno. A sacada de retorno deve ser para a esquerda, com a amplitude correta e associada a um deslocamento suave para baixo, a fim de trazer a primeira palavra da próxima linha para a fóvea.

Considerei apenas um caso simples do cérebro, o de direcionar os movimentos oculares individualmente, como se mais nada afetasse a direção do olhar. No entanto, é evidente que as posições relativas do olho e da página são afetadas de forma contínua pela cabeça, pelo corpo e pelo movimento do livro. Assim, o cérebro deve a todo momento monitorar e antecipar fatores que afetam a posição futura dos olhos em relação ao texto. O fato de que é possível ler sem fazer esforço em um trem em movimento e comer um sanduíche ao mesmo tempo é uma evidência de que o cérebro pode solucionar esse problema com facilidade. É importante mencionar que isso é feito de modo automático e em um nível inconsciente, sem ser necessário pensar em todos os passos. Se fosse preciso pensar conscientemente sobre o processo mecânico da leitura, seríamos todos analfabetos!

Nossa falta de percepção consciente dos processos cerebrais subjacentes também pode ser ilustrada pela reflexão sobre a experiência subjetiva que a compreensão do material escrito representa. Durante a leitura, não estamos cientes da natureza fragmentada da compreensão imposta pela atividade subjacente dos olhos antes descrita – mover, parar, mover, parar – nem do fato de que apenas sete ou oito letras podem ser decifradas a cada parada. Em vez disso, nossa forte impressão subjetiva é de que a compreensão do texto acontece sem interrupções e de que, além disso, podemos ler diversas palavras ou mesmo frases inteiras "de relance". A prova de que isso não acontece pode ser dada pela leitura de uma frase que contenha uma palavra com mais de um significado e pronúncia. Por exemplo, a palavra inglesa *tear* tem dois significados e pronúncias muito diferentes: o substantivo que significa *lágrima* e o verbo que significa *rasgar*. É evidente que essa ambiguidade de palavras complica a tarefa cerebral de oferecer uma compreensão ininterrupta. Se, por exemplo, a palavra *tear* ocorresse no início de uma frase, seu significado poderia permanecer ambíguo até que o sujeito da frase aparecesse mais adiante. Como não conseguimos ler toda a frase de relance, o cérebro pode ficar com a única opção de escolher um dos significados alternativos (ou sons, se a leitura for em voz alta) de uma palavra e contar com um pouco de sorte.

Embora não seja possível ler frases inteiras de relance, o cérebro consegue reconhecer cada palavra como algo inteiro. Porém, o que é muito surpreendente é que a ordem das letras não tem importância especial (boa notícia para quem não sabe soletrar bem). É por isso que conseguimos ler a passagem abaixo sem ter que decodificá-la de modo consciente.

> Não pdue aedtiarcr que dvaa praa edennetr o que evtasa lnedo. Não itprmoa em que oerdm as lteras de uma pvalara etsão, a úcina csioa itmapntroe é que a pmireria e útlmia ltera ejtaesm no lguar ctreo. O rseto pdoe esatr mrstuidao e vcoê aidna cgosnuee ler sem polbmera. Itso atocecne pqroue a metne hnmuaa não lê ltera por lrtea, mas a pvlaraa cmoo um tdoo. Irvcníel, não?

Agora, consideremos como a informação textual no ponto do olhar entra no cérebro. Células fotossensíveis, chamadas de fotorreceptores, capturam a luz focada como duas imagens levemente diferentes na retina esquerda e na retina direita. Os fotorreceptores realizam uma transformação de energia essencial e extraordinária, a qual deve ocorrer para todos os nossos sentidos. Esse processo é conhecido como transdução sensorial e sempre envolve a conversão de energia no estímulo sensorial – nesse caso, a energia luminosa – em um sinal elétrico. Isso ocorre porque o sistema nervoso não pode usar a luz, o som, o tato ou o olfato diretamente como moeda de troca de transmissão de informações. No cérebro, a eletricidade é a mais importante moeda de troca do fluxo de informações.

O cérebro interpreta ou decodifica sinais elétricos de acordo com seu endereço e destino. Vemos um sinal elétrico vindo dos olhos, ouvimos sinais elétricos dos ouvidos e sentimos os sinais elétricos que se originam de células sensíveis ao toque na pele. Podemos demonstrar a importância da origem dos sinais ao usar o dedo mínimo para pressionar de leve o canto do olho direito fechado, junto ao nariz. A pressão do toque causará uma distorção local na retina e produzirá um sinal elétrico que será transmitido ao cérebro. Esse "verá" um pequeno ponto de luz no campo visual causado pelo toque. Observe que a luz parece estar vindo de algum lugar à direita do campo visual periférico; um raciocínio rápido poderá explicar por que isso acontece.

As células fotorreceptoras da retina não estão conectadas diretamente ao cérebro. Elas se comunicam com uma rede de neurônios da retina através de um mecanismo que combina o sinal elétrico em flutuação no fotorreceptor com a liberação de uma variedade de substâncias químicas conhecidas como neurotransmissores. Os neurotransmissores, por sua vez, conduzem sinais de um neurônio a outro, gerando ou suprimindo sinais elétricos em neurônios próximos que são sensíveis a determinados neurotransmissores. Essa transformação de um sinal elétrico em químico ocorre principalmente em locais especializados, chamados de sinapses. Os sinais elétricos também podem passar direto entre os neurônios em locais conhecidos como sinapses elétricas. Assim, por meio de uma combinação de transmissão elétrica direta entre neurônios e a liberação de mensageiros químicos, as informações sobre a imagem visual capturada pelos olhos são processadas na retina antes de serem transportadas ao cérebro pelo nervo óptico.

Existem cerca de um milhão de neurônios de saída na retina, conhecidos como células ganglionares da retina, e cada um se estende por uma longa e fina fibra ou axônio no nervo óptico. Os axônios são especializados na transmissão de alta velocidade (até 120 metros por segundo), de longa distância e fiel de impulsos elétricos breves. Os impulsos que se propagam sobre os axônios das células ganglionares da retina no nervo óptico atingem os primeiros neurônios no cérebro aproximadamente 35 milésimos de segundo após a captura de fótons pelos fotorreceptores. No cérebro, os axônios das células ganglionares da retina acabam e formam sinapses com uma variedade de outros neurônios que, por sua vez, interconectam-se com muitos outros. Esse processo que por fim resulta na percepção consciente de uma imagem vívida na mente equivale ao que os olhos estão vendo. De certa forma, esse espetacular processo eletroquímico que não envolve nenhum esforço consciente produz imagens significativas na mente – feche os olhos e a imagem desaparece, abra-os e ela volta a aparecer, ao que parece, de forma instantânea e descomplicada. Realmente incrível!

A leitura não vem de maneira espontânea; trata-se de uma habilidade difícil que deve ser adquirida à custa de muito esforço. Entretanto, para nossa sorte, depois de aprendida, ela raramente é esquecida. Então, não precisamos nos preocupar com a possibilidade de esquecermos como se lê, porque a habilidade já está estabelecida em nosso banco de memória de longo prazo. Embora a capacidade essencial da leitura seja retida na memória permanente, um tipo muito diferente de memória é necessário durante o processo ativo da leitura em si. Ao ler, devemos reter uma "memória de trabalho" de curto prazo para o que acabou de ser lido. Parte da informação adquirida durante a leitura pode estar comprometida com a memória de longo prazo, mas a maioria dos dados é lembrada apenas por tempo suficiente para permitir a compreensão do texto. As lembranças devem, de alguma maneira, ser representadas fisicamente no cérebro. A química e a estrutura cerebrais são alteradas pela experiência, e a estabilidade dessas mudanças físico-químicas, presume-se, corresponde à duração de retenção da memória. Então, o que exatamente é a memória? Que tipo de traço físico é deixado no cérebro depois que aprendemos um fato novo ou alguma nova habilidade? O que é o esquecimento e por que algumas memórias são esquecidas depressa e outras nunca serão? Voltarei a essas questões mais tarde.

Enfim, devemos considerar um dos mais desconcertantes problemas. Se aceitamos que tudo que o cérebro faz depende de processos lícitos que ocorrem dentro e entre as células cerebrais, como podemos explicar o surgimento dos "significados" na mente ao ler palavras? Como os sinais no papel se tornam imagens na mente, como eles nos fazem pensar? Como tudo isso pode ser explicado por meio de respostas de células cerebrais individuais e interações entre elas? Considere, por exemplo, o que acontece quando reconheço a palavra banana. Na mesma hora, visualizo uma imagem de um objeto amarelo e curvo com cerca de vinte centímetros de comprimento, quatro centímetros de circunferência e que é comestível e delicioso. Podemos supor que exista um único neurônio em meu cérebro que responde quando leio "banana" e desencadeia todas as lembranças associadas. Talvez esse seja o mesmo neurônio que responde quando vejo uma banana de verdade.

De acordo com essa lógica, um neurônio diferente dispara quando vejo uma maçã, enquanto outro reconhece minha avó. Embora seja verdadeiro que os neurônios podem responder a determinados estímulos com precisão, a maioria dos neurocientistas acredita que não exista uma correspondência de um para um entre a resposta de um neurônio individual e uma percepção. É certo que um neurônio independente não pode detectar e representar todos os objetos e percepções? Afinal de contas, para saber que um objeto é uma banana, informações sobre forma, tamanho, textura e cor devem, de certo modo, estar ligadas ao conhecimento armazenado sobre frutas, meu apetite e assim por diante. Esses processos estão associados a diferentes redes de neurônios em partes distintas do cérebro, e não há maneira conhecida pela qual possam todos convergir em um único neurônio que, quando ativado, acione "oba, uma banana de almoço". Outro modo de pensar na relação entre as atividades dos neurônios e uma percepção é considerar como os conjuntos de células nervosas em diferentes partes do cérebro cooperam paralelamente entre si. Tendo dito isso, estamos longe de entender de que forma objetos, significados e percepções são codificados no cérebro pelas atividades dos neurônios. Esse é um dos problemas mais intrigantes da neurociência. Embora se tenha rejeitado por completo a noção de que haja no cérebro uma célula nervosa separada para cada objeto, significado e percepção (parodiada pelo termo "célula-avó"), há uma atração permanente por essa ideia singela. De fato, pesquisas provocativas publicadas na época em que este livro estava sendo escrito oferecem uma perspectiva nova sobre como os objetos são representados no cérebro. Tais pesquisas sugerem que a ideia de que existe um neurônio que apenas reconhece sua avó merece uma reconsideração mais séria – voltarei a essa questão mais adiante.

Nos capítulos seguintes, examinarei a fundo as perguntas consideradas nesta introdução. Começando com uma perspectiva histórica do desenvolvimento da ciência cerebral moderna, passarei a descrever os mecanismos de sinalização elétrica e química subjacentes a todas as funções mentais, de que maneira os sistemas nervosos evoluíram, como o cérebro responde a sensações e percepções, a formação de memórias e o que pode ser feito quando o cérebro é lesionado. Discute-se o potencial de criar uma interface entre o cérebro e os computadores, assim como a contribuição da neurociência para desenvolvimentos em robótica e sistemas nervosos artificiais. Finalmente, discuto os futuros desafios científicos associados ao entendimento de como o cérebro funciona como um todo.

Capítulo 2

De humores a células: componentes da mente

A ampla ocorrência da técnica "cirúrgica" da trepanação – remoção de partes do crânio para expor o cérebro – em civilizações primitivas sugere que culturas antigas já o reconheciam como sendo um órgão fundamental. Não se está sugerindo que uma ligação entre o cérebro e a mente tenha suas raízes na pré-história. De fato, a longa história da neurociência anterior ao período científico não aponta evidências de que as funções mentais devam necessariamente ser atribuídas ao cérebro. Os egípcios, por exemplo, com certeza não tinham o cérebro em alta conta, uma vez que, no processo de mumificação, ele era removido e descartado (uma prática que foi interrompida por volta do fim do século II a.C.). Para os antigos egípcios, o coração levava o crédito da inteligência e do pensamento; talvez por esse motivo, ele era preservado com cuidado durante a mumificação dos mortos.

Embora Hipócrates (460-370 a.C.) seja considerado o primeiro estudioso no Ocidente a argumentar que o cérebro é o órgão mais importante em termos de sensações, pensamentos, emoções e cognição, ele não foi o primeiro grego a considerar a questão da personificação física da mente. Antes da revolução hipocrática, Pitágoras (582-500 a.C.) acreditava que a matéria e a mente estavam conectadas e que a mente estava sintonizada com as leis da matemática. É provável que Pitágoras tivesse pouco interesse em saber se a mente e a matéria estavam conectadas no cérebro ou, como acreditavam os egípcios e os gregos antes de 500 a.C., no coração.

Alcmeão de Crotona (nascido em 535 a.C.), discípulo de Pitágoras, está entre os primeiros a perceber que o cérebro é o provável centro do intelecto. Ele também foi o primeiro a realizar dissecações humanas; ao fazer isso, percebeu que o olho está conectado ao cérebro pelo que hoje sabemos ser o nervo óptico. Foi com base em suas observações diretas que Alcmeão astutamente especulou, um século antes de Hipócrates chegar a uma conclusão semelhante, que o cérebro era o centro de atividade mental. No entanto, Hipócrates foi ainda mais longe e desenvolveu uma teoria de quatro humores que, juntos, eram responsáveis pelo temperamento. Assim, segundo Hipócrates, os quatro determinantes do temperamento eram a bílis negra (melancolia), a bílis amarela (irritabilidade), a fleuma (tranquilidade e preguiça) e o sangue (paixão e alegria). Para nós, a teoria humoral parece implausível, enigmática e arbitrária. Parece ter sido inspirada não pela evidência da observação, mas pela necessidade de se adequar aos improváveis postulados da lei natural grega, segundo a qual há quatro elementos: terra, ar, água e fogo.

A influência de Hipócrates demonstrou ser profunda e incrivelmente duradoura. Cerca de quatrocentos anos após a morte de Hipócrates, Cláudio Galeno de Pérgamo (131-201), mais conhecido por Galeno, tornou-se o médico mais influente de seu tempo, em parte por construir sua própria teoria sobre as conjecturas de Hipócrates. Galeno tinha um conhecimento incomum da anatomia interna do corpo humano, uma compreensão profunda obtida enquanto era médico em uma escola de gladiadores. No entanto, embora possamos ser gratos a ele por perpetuar a ideia de que o cérebro é a sede da mente, Galeno continuou a tradição hipocrática de desconsiderar a importância dos tecidos sólidos do cérebro para as funções mentais. Em vez disso, associou a presença de três cavidades no cérebro que contêm fluidos, também chamadas de ventrículos, com a divisão das faculdades mentais – a alma racional – em três partes: imaginação, razão e memória. Segundo Galeno, a função primária do cérebro é distribuir fluidos vitais dos ventrículos através dos nervos para os músculos e órgãos, controlando, de certa forma, a atividade corporal. Porém, a maneira como os ventrículos cerebrais regulam as três funções cognitivas não foi explicada, como seria de se esperar.

A contribuição positiva de Galeno para o conhecimento médico é inegável, mas muitas de suas ideias apresentavam falhas graves. Isso não teria grande relevância não fosse pelo fato de que, após sua morte, a autoridade de Galeno prevaleceu e, portanto, atrasou a ciência e a prática médicas por quase quatrocentos anos. Um exemplo especialmente interessante de sua influência pode ser visto nos desenhos anatômicos iniciais de Leonardo da Vinci (1452-1519). Em um desenho da cabeça, o cérebro é rudemente representado, consistindo de três cavidades simples identificadas pelas letras O, M e N. Da Vinci interpretou a divisão anatômica em termos funcionais de um modo que teria sido reconhecível de imediato por Galeno no século I.

Posteriormente, Da Vinci iria fazer algumas das mais importantes observações sobre o cérebro e seus ventrículos. Pode-se creditar a ele o primeiro uso registrado de injeção de cera líquida na criação de moldes para estudar as cavidades internas do cérebro e de outros órgãos, até mesmo o coração. Usando esse método, Da Vinci determinou com exatidão a forma e a extensão das cavidades cerebrais, mas, sem dúvida, continuou a aplicar uma interpretação galênica nas estruturas repletas de fluidos. Por exemplo, os ventrículos laterais contêm a palavra *imprensive* (perceptivo) na caligrafia de Da Vinci, o terceiro ventrículo é classificado de *senses communis* e o quarto ventrículo de *memoria.* O uso que Da Vinci fez de injeções de cera representou um avanço científico de enorme potencial e importância. Infelizmente, a dominân-

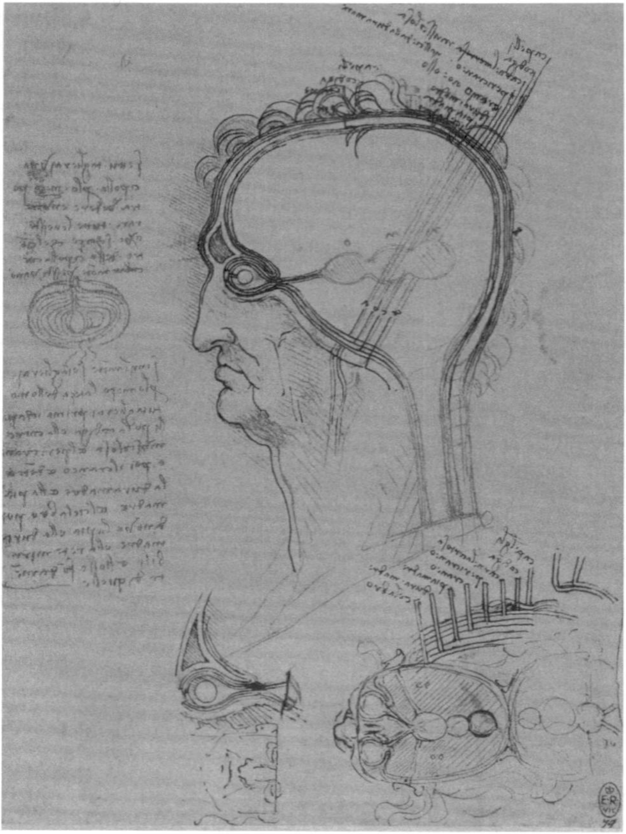

1. Desenho anatômico feito por Leonardo da Vinci: a cabeça humana e seu conteúdo. Provavelmente desenhado por volta de 1490, ele representa uma tentativa de traduzir uma descrição do cérebro dada por filósofos medievais. Esse desenho mostra (de forma equivocada) que o olho está conectado pelo nervo óptico a três cavidades simples classificadas de O, M e N. Da Vinci ignora a estrutura intricada dos tecidos sólidos do cérebro. Os desenhos menores incluem um corte de uma cebola (preciso), o olho e a órbita e um corte horizontal da cabeça.

cia das conjecturas de Galeno sobre as funções dos ventrículos desviou sua atenção do tecido sólido do cérebro, a verdadeira sede da mente.

Ideias sobre a função e os mecanismos cerebrais continuaram a ser influenciadas por teorias que envolvem o fluxo e a destilação de fluidos vitais, as energias e os humores até meados do século XVII. Realmente, a influência de Hipócrates e Galeno pode ser vista no modelo hidráulico do cérebro formulado pelo filósofo mais famoso do século XVII, René Descartes (1596-1650). Porém, Descartes reformulou a descrição baseada em humores do funcionamento do cérebro e a expressou em termos contemporâneos, comparando o cérebro ao trabalho de máquinas complexas de seu tempo, como relógios e estátuas móveis, cujos movimentos eram controlados por sistemas hidráulicos. Assim, ele se afastou da tradição clássica de localizar os processos cognitivos somente nos ventrículos cerebrais com fluidos; não obstante, ele ainda fazia referência ao fluxo de energias através dos nervos e não fez nenhuma tentativa de atribuir funções a estruturas cerebrais específicas, com a notável exceção da glândula pineal. A pineal, por ser uma estrutura central e unitária, deveria ser a ligação com a alma singular, mas também foi atribuído a ela controle exclusivo, direcionando o fluxo de energias animais pelo cérebro.

Em um aspecto importante, Descartes estava abrindo novos caminhos. Ao comparar os trabalhos do cérebro com o de máquinas complexas, ele estava usando os artefatos da tecnologia mais avançada de sua época como modelos para compreender o cérebro. Essa é uma tradição que persiste até hoje, quando, por exemplo, nos referimos a computadores e operações computacionais como modelos de como o cérebro adquire, processa e armazena informações. Então, apesar de estar irremediavelmente errado nos detalhes, Descartes estava adotando um estilo moderno de raciocínio.

Talvez não seja surpreendente o fato de que teorias envolvendo os tecidos sólidos do cérebro fossem de difícil concepção – afinal de contas, a substância sólida do cérebro não tem partes móveis. Por volta do século XVII, o domínio da teoria humoral estava perdendo força, em parte como consequência dos estudos de uma nova geração de anatomistas que estava descrevendo a estrutura interna do cérebro com precisão cada vez maior. Dentre eles, destacava-se o inglês Thomas Willis (1621-75), que cunhou o termo "neurologia" e argumentava que o tecido sólido cerebral tinha funções importantes. Ele ainda acreditava que o fluxo de fluidos era a chave para o entendimento da função cerebral, mas sua atenção estava voltada para os tecidos sólidos cerebrais. Willis demonstrou que o sistema nervoso depende do fluxo de sangue para esses tecidos. A técnica moderna de ressonância magnética funcional (RMf) mostra que pequenos acréscimos locais de fluxo sanguíneo estão associados à ativação de células nervosas. O fato de que existe um "rubor" do cérebro quando os neurônios naquela região estão ativos é uma observação que Willis poderia ter esperado e apreciado.

Um dos problemas mais óbvios do fluido vital e dos modelos hidráulicos da função do sistema nervoso, e sem dúvida de conhecimento de Willis, é que os nervos não são canais ocos. E, mesmo que o fossem, a probabilidade da velocidade do movimento dos fluidos através deles ser ligeira o suficiente para acompanhar a rapidez com que as sensações e os comandos motores parecem ser transmitidos pelos nervos é pequena. Essas e outras inconsistências nos modelos de fluidos do sistema nervoso devem ter preocupado médicos da estatura de Willis, oferecendo-lhes material sobre o qual refletir. Contudo, Willis permaneceu um teórico dos fluidos, e o começo do fim do refinamento infrutífero dessas teorias só chegou com as descobertas atribuídas a Luigi Galvani (1737-98). No final do século XVIII, ele descobriu a importância da eletricidade na operação do sistema nervoso. Uma vez que mecanismos elétricos deveriam fornecer a velocidade necessária, a atenção deslocou-se de fluidos para modelos elétricos. Ironicamente, o último suspiro do legado de Hipócrates e Galeno encontra-se na interpretação que o próprio Galvani aplicou em seus experimentos com "eletricidade animal". Após ter demonstrado que conseguia controlar as contrações de um músculo de rã aplicando correntes elétricas ao nervo motor do músculo, Galvani alegou ter descoberto que os nervos e músculos animais continham um "fluido" elétrico. Porém, um marco decisivo para o entendimento foi atingido quando Galvani e um contemporâneo seu, Alessandro Volta (1745-1827), fizeram juntos uma associação essencial entre a eletricidade e as funções dos sistemas nervosos.

O que nem Galvani nem Volta poderiam saber é que os estímulos elétricos aplicados externamente estavam ativando processos biológicos, fazendo com que impulsos elétricos de alta velocidade se propagassem dos nervos aos músculos, resultando em sua contração. Foi apenas em meados do século XIX que a capacidade que os nervos e músculos têm de gerar impulsos elétricos de propagação rápida foi confirmada pelo fisiologista alemão Du Bois-Reymond (1818-96). Esse foi um grande incentivo ao estudo do funcionamento físico do cérebro e preparou o terreno para a era científica moderna, que foi lançada de forma espetacular no despontar do século XX pelo reconhecimento da natureza celular das minúsculas unidades funcionais do cérebro – os neurônios.

A verdadeira natureza celular do cérebro e de suas funções mentais foi reconhecida pela primeira vez pelo pai da neurociência moderna, o neuroanatomista espanhol Santiago Ramon y Cajal (1852-1934). Embora sua proposição de que o cérebro é uma máquina celular possa parecer hoje um lugar comum, ela foi realmente revolucionária. No fim do século XIX, e até mesmo nos anos iniciais do século XX, a maioria dos neuroanatomistas acreditava que o cérebro não era composto de células – apesar de haver um reconhecimento universal de que todos os outros órgãos e tecidos do corpo o eram. O que havia sobre o cérebro que dificultava tanto ver sua composição celular no microscópio? Parte da resposta é que as células cerebrais são muito diferentes de todas as outras células. O próprio termo "célula" implica uniformidade: estruturas simples determinadas por limites definidos.

Em contraste, os neurônios são diversificados em termos de morfologia. Eles têm processos bastante delicados que se ramificam do corpo das células e se misturam com as ramificações de outros neurônios. A complexidade e a diversidade de sua aparência física excedem facilmente a de outros tipos de células encontrados em qualquer outra parte do corpo. Tudo isso contribuiu para uma imagem um tanto confusa que os anatomistas tiveram dificuldade em conciliar com um modelo celular simples de estrutura cerebral. Quando visto através de um microscópio, o cérebro parecia consistir de um lamaçal irremediavelmente intricado (um retículo), sem os diferentes limites que definem as células, tão evidentes em outros tecidos. Portanto, talvez não seja surpresa que a teoria celular – a ideia de que os tecidos são compostos de células – não se aplicasse ao cérebro e que um modelo alternativo radical tenha sido proposto. Esse veio a se chamar de "teoria reticular" da anatomia cerebral – uma interpretação incrivelmente perdurável que persistiu até boa parte do século XX.

A teoria reticular estava errada, porém esse não era o problema. Teorias científicas podem estar equivocadas, contanto que sejam úteis, mas a teoria reticular, a qual sustentava que o cérebro não contém componentes discre-

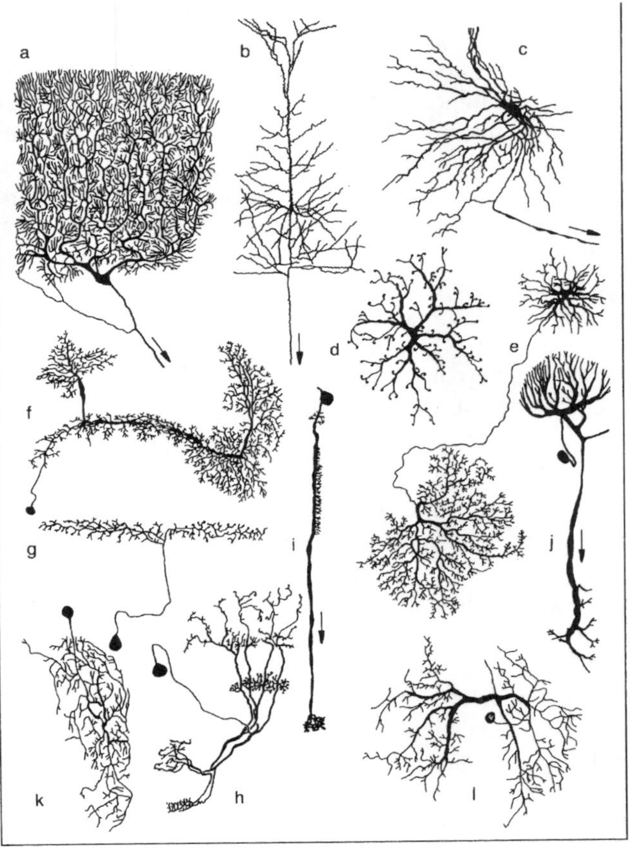

2. Uma seleção de neurônios para ilustrar a diversidade: os neurônios são mais diversificados em aparência do que qualquer outro tipo de célula. Suas complexas morfologias ramificadas são um reflexo da necessidade de se comunicar com outros neurônios próximos e distantes. A complexidade da forma não serve de guia ao desempenho global do cérebro – um neurônio no cérebro de mamífero (acima à esquerda) é pouco mais complicado que um neurônio de um cérebro de inseto (abaixo à direita).

tos, representava, na verdade, um obstáculo ao progresso científico. O progresso foi impedido pelo conceito de uma máquina sem componentes funcionais discretos porque, sem eles, é impossível formular um mecanismo plausível para explicar como o cérebro funciona. Os cientistas estavam seguros de que a máquina cerebral deveria ter componentes e, dada a complexidade do que faz o cérebro, deveria haver muitos deles. Mas como eram e o que faziam? Tornava-se evidente que, para entender a ciência cerebral, era preciso identificar os componentes funcionais da estrutura microscópica do cérebro.

No final do século XIX, o anatomista italiano Camillo Golgi (1843-1926) desenvolveu um modo de destacar a morfologia de alguns poucos neurônios em qualquer região do cérebro. Tratava-se de um método de coloração adequado, pois permitia que neurônios individuais fossem vistos sem obstrução através da massa emaranhada de processos ramificados das células vizinhas. Ele incorporava a química do processamento fotográfico e revelava neurônios individuais como silhuetas escuras e impregnadas de prata. Paradoxalmente, o traço mais marcante do método de Golgi era que quase nunca funcionava! Apenas um em cerca de mil neurônios era revelado, os quais ficavam espalhados mais ou menos de forma aleatória pelo tecido cerebral. Foi em função desse aspecto de incerteza do método que os neurônios puderam, pela primeira vez, ser vistos em sua totalidade, desembaraçados de seus vizinhos. De imediato, ficou claro que há células discretas no cérebro, mas são células impressionantes, diferentes de qualquer outra. A diferença entre elas era notável, em especial com relação aos padrões complexos de seus numerosos processos ramificados.

O método de Golgi foi a chave para um novo conjunto de ideias passíveis de comprovação científica sobre como o cérebro funciona. A teoria reticular estava prestes a ser substituída por outra muito mais poderosa, chamada de doutrina do neurônio, segundo a qual o cérebro é composto de componentes celulares discretos. A doutrina do neurônio é atribuída, com justiça, a Ramon y Cajal, que, com a ajuda do novo método de coloração de Golgi, fez duas proposições de valor. A primeira, em sua forma simplificada, é que o neurônio é uma célula. Você pode achar que isso seria autoevidente para qualquer um que se desse ao trabalho de ver o cérebro tratado com o método de Golgi. Afinal, as células no cérebro estariam claramente visíveis e, assim, pela evidência a olho nu, a teoria reticular deveria estar errada. Porém, por mais surpreendente que possa parecer, apesar das imagens mostradas por sua própria técnica, o próprio Camillo Golgi permaneceu um reticularista convicto.

A segunda proposição de Cajal foi de uma perspicácia brilhante: os neurônios são estruturalmente polarizados em relação à função. Pela primeira vez, as operações do cérebro estavam com clareza associadas às funções das estruturas físicas em nível microscópico. Cajal concluiu que a função de um neurônio deveria estar relacionada com o movimento e o processamento de informações no cérebro. Só lhe restou fazer suposições quanto ao modo como as informações poderiam ser decodificadas ou como elas se moveriam de um local para outro. No entanto, em uma sacada de gênio, ele postulou que seria lógico que os componentes da função impusessem direcionalidade sobre o fluxo de informações (ou *streaming*, como ele a chamou). Então propôs que as informações fluem em uma direção: de uma região de entrada para uma região de saída. O corpo celular do neurônio e seus processos mais curtos, conhecidos como dendritos, desempenham funções de entrada. A informação percorre a extensão mais longa do corpo celular, chamada de axônio, para a região de saída – os terminais do axônio e suas ramificações que entram em contato com os dendritos de entrada e o corpo celular de outro neurônio.

Cajal estava fascinado pelas diferenças entre os cérebros de organismos tão diferentes: de humanos, vermes, lesmas, insetos etc. Ele acreditava que comparações entre os cérebros pudessem ser esclarecedoras, porque havia enormes diferenças entre as capacidades comportamentais e intelectuais de diferentes criaturas. Sem dúvida, há um abismo entre a inteligência humana e a dos insetos; por esse motivo, seria razoável supor que uma comparação entre seus cérebros mostraria como os componentes estruturais refletem a inteligência. Seguramente, o cérebro humano deveria conter componentes de "alto desempenho", enquanto o cérebro de insetos apresentaria componentes bem menos sofisticados. Contudo, a diferença entre os neurônios de insetos e de humanos não confirma o abismo de inteligência entre insetos e humanos. Os neurônios de insetos são tão complexos e exibem tanta diversidade quanto os neurônios no córtex humano. O próprio Cajal expressou considerável surpresa com isso: "A qualidade da máquina física não aumenta proporcionalmente à hierarquia zoológica. É como se estivéssemos tentando equacionar as qualidades de um grande relógio de parede com as de um relógio em miniatura".

O cérebro dos insetos mais avançados (abelhas do gênero *Apis*) tem cerca de um milhão de neurônios; o das lesmas contém quase vinte mil, e há mais ou menos trezentos neurônios no cérebro de vermes primitivos (nematódeos). Compare esses números com algo em torno de cem bilhões de neurônios necessários ao nível humano de inteligência. Porém, os neurônios individuais de organismos simples operam com o mesmo maquinário de sinais químicos e elétricos encontrado nos cérebros mais avançados da atualidade. Gostemos ou não, a impressionante conclusão desses estudos comparativos é que a evolução de nossos cérebros, capaz de tantos feitos extraordinários, não exige a evolução de "superneurônios". Os componentes celulares básicos de funções mentais são praticamente os mesmos em todos os animais, do mais simples ao humano.

Em 1906, Cajal compartilhou o Prêmio Nobel de Fisiologia ou Medicina com Golgi, "em reconhecimento a seu trabalho sobre a estrutura do sistema nervoso". Essa foi a primeira vez que o Prêmio Nobel foi dividido entre dois laureados. O prêmio foi controverso, porque os dois discordavam sobre um assunto de extrema importância: Golgi permanecia convicto de que Cajal estava errado ao rejeitar a teoria reticular. É claro que era Golgi quem estava equivocado e de forma essencial. Outras questões referentes às interpretações de Golgi levantaram sérias dúvidas nas mentes de alguns dos cientistas participantes do conselho do Nobel quanto à adequação dessa indicação para o prêmio. Todavia, não importando os méritos da discussão sobre um prêmio compartilhado, o ano de 1906 marcou o início da era moderna em neurociência e foi o primeiro de uma série de prêmios Nobel concedidos a neurocientistas nas décadas subsequentes.

Cajal não poderia ter previsto os extraordinários avanços em ciência cerebral que estavam prestes a acontecer. Seu reconhecimento dos neurônios como unidades polarizadas de transmissão de informação foi um marco na neurociência. Mesmo assim, no começo do século XX, muitas questões sobre como os neurônios sinalizam informações no cérebro continuavam sem resposta. Em meados do século XX, a neurociência havia se tornado a disciplina de maior crescimento na história dos esforços científicos e, próximo ao final daquele século, atingiu-se um entendimento mais ou menos integral, em excelente detalhe molecular, de como os neurônios geram sinais elétricos e químicos.

Nesta brevíssima história da descoberta do homem sobre as operações cerebrais, não posso deixar de fazer referência à desacreditada pseudociência da frenologia, uma teoria desenvolvida pelo idiossincrático médico vienense Franz Joseph Gall (1758-1828). Ele acreditava que o cérebro é o órgão da mente e foi além. Postulou que as diferentes faculdades distintas da mente, atributos inatos de personalidade e capacidade intelectual, estão localizadas em diferentes lugares no cérebro. Em seu raciocínio, os diferentes indivíduos teriam essas faculdades inatas, e que o grau de seu desenvolvimento seria refletido no tamanho da região superficial do cérebro que abrigava determinada faculdade. Essas ideias têm algo de muito moderno, mas Gall pensava que o crânio assumiria a forma do relevo do cérebro e, portanto, que as protuberâncias na superfície cranial poderiam ser "lidas" como um índice de várias aptidões psicológicas.

A prática da frenologia cresceu e floresceu na Europa, e mais tarde nos Estados Unidos, a partir de 1820, tornando-se uma mania popular na segunda metade do século XIX antes de efetivamente perecer no início do século XX (apesar de a Sociedade Frenológica Britânica ter se mantido ativa até 1967). Seu fim no início do século XX coincidiu com o rápido acúmulo de evidências reais que sustentavam o princípio de que muitas funções mentais discretas estão concentradas de modo específico em determinadas partes do cérebro. Grande parte das evidências surgiu como consequência da Primeira Guerra Mundial, na forma de muitas vítimas desafortunadas de lesões por arma de fogo e estilhaços de bomba em regiões específicas do cérebro que produziram distúrbios reproduzíveis. Mais recentemente, técnicas de imagens funcionais do cérebro, como a ressonância magnética funcional, demonstraram claramente que diferentes funções cognitivas estão, na realidade, localizadas em partes específicas do cérebro. Então, embora a exagerada alegação dos frenologistas de que podiam ler a mente com base nas protuberâncias na cabeça tenha sido refutada, sua premissa foi confirmada.

Imagens no futuro da pesquisa cerebral

O primeiro sistema de imagens de alta definição, chamado de tomografia computadorizada axial (TAC), foi desenvolvido na década de 1970. Trata-se de uma tecnologia baseada em raio X que foi – e ainda é – utilizada como ferramenta de diagnóstico médico para encontrar a posição de tumores cerebrais, por exemplo. Nos últimos trinta anos, tecnologias de imagem mais poderosas foram desenvolvidas com o potencial de associar diferentes funções cognitivas a diferentes estruturas no cérebro. Entre essas técnicas, destacam-se a tomografia por emissão de pósitrons (*Positron Emission Tomography*, PET) e a ressonância magnética.

Quando se utiliza a PET para ligar função com estrutura, é possível medir aumentos de fluxo sanguíneo local e consumo de glicose associados a maior atividade neuronal. Um isótopo radioativo – de glicose, por exemplo – é injetado na corrente sanguínea, e os fótons de alta energia que se desprendem em direções exatamente opostas do local de um isótopo emissor são detectados por um conjunto de detectores que circundam a cabeça. Os detectores ficam de frente um para o outro em lados opostos da cabeça e, assim, detectam ao mesmo tempo os dois fótons gerados do mesmo local dentro do cérebro. Pela integração de detecção simultânea de fótons no conjunto, pode-se calcular a fonte do isótopo. Dessa forma, um computador constrói uma imagem das estruturas que contêm o isótopo. Em outras aplicações da PET, o traçador radioativo prende-se a moléculas que se ligam a determinados receptores, revelando a distribuição de receptores de sistemas neurotransmissores no cérebro, por exemplo.

Uma técnica mais sensível, importante por não envolver traçadores radioativos, é a ressonância magnética (RM). Em resumo, a técnica inclui a pulsação de um forte campo magnético externo, que evoca respostas magnéticas transitórias dentro do cérebro. Os sinais magnéticos evocados são usados para computar imagens bi e tridimensionais da estrutura cerebral. Essa técnica pode ser utilizada para estudos estruturais puros, como nos experimentos que demonstraram que motoristas de táxi de Londres têm um hipocampo maior do que o esperado (veja o Capítulo 6). Porém, em sua aplicação experimental mais interessante, ela fornece imagens do cérebro em ação. Quando usada para revelar regiões ativas do cérebro envolvidas em determinadas funções, a técnica é conhecida como RM funcional ou, na forma abreviada, RMf.

Para entender como a RMf funciona, e para avaliar suas limitações, é importante perceber que ela não cria diretamente imagens da atividade elétrica dos neurônios. A RMf monitora a consequência indireta de sua atividade. Quando uma região do cérebro está em maior atividade, mais neurônios nessa região exigem mais glicose e oxigênio. Isso resulta de dois fatores interessantes. Primeiro, parece que os neurônios apenas armazenam energia suficiente para os mais breves períodos de atividade. Se eles ficarem ativos por muito tempo, precisarão reabastecer para que possam produzir a molécula de armazenamento de energia ATP, necessária para recarregar as baterias (veja o Capítulo 3). Uma região cerebral ativa, portanto, pode ter uma demanda metabólica de oxigênio e glicose muito maior do que uma região inerte.

Uma solução simples para esse problema seria bombear mais sangue para o cérebro ativo, quase da mesma maneira como um músculo é suprido com mais sangue durante o exercício intenso. No entanto, diferentemente de um músculo, que fica cheio de sangue e incha quando exercitado, o cérebro é confinado pelo crânio e não pode inchar em demasia. A solução para esse delicado problema é manter um volume sanguíneo global constante no cérebro e fazer com que o sangue seja desviado de preferência para regiões ativas. O sangue é desviado porque os vasos sanguíneos do cérebro conseguem dilatar em resposta a sinais vindos de neurônios próximos ativos. A dilatação reduz a resistência ao fluxo sanguíneo, aumentando o suprimento de sangue para a região de elevada atividade neuronal.

Não se pode afirmar com certeza como os vasos sanguíneos "sabem" que os neurônios próximos estão hiperativos. Apesar disso, é provável que o sinal para dilatação dos vasos sanguíneos seja o gás óxido nítrico (NO), porque ele causa o relaxamento das células musculares nas paredes dos vasos sanguíneos. Acredita-se que neurônios que produzem NO percebem o aumento de atividade em neurônios próximos e respondem produzindo-o na mesma região, unindo uma maior atividade neural a um maior fluxo sanguíneo naquela região.

Ao detectar regiões de maior fluxo sanguíneo, a RMf reconhece as diferentes assinaturas magnéticas de hemoglobina oxigenada e desoxigenada. Quando os neurônios em uma região cerebral ficam ativos por tempo suficiente, o sangue em sua proximidade fica exaurido de oxigênio. Isso é seguido de um maior fluxo de sangue oxigenado para aquela região; literalmente, há um rubor local do cérebro. A técnica de RMf é responsiva ao rubor e atribui indiretamente maior atividade neural àquela região em uma resolução especial de apenas alguns milímetros cúbicos. É assim que agora temos um mapa funcional muito mais preciso do cérebro do que era possível em outras épocas. Afirmações ousadas estão sendo feitas sobre funções cognitivas complexas: onde, no cérebro, reconhecemos rostos e palavras; onde as funções executivas são realizadas; onde as falsas memórias estão localizadas, e assim por diante.

Capítulo 3

Sinalização no cérebro: conectando-se

O problema da conexão – o envio eficiente de informação pelo sistema nervoso – surge porque sinais devem ser comunicados sem distorção por todo o comprimento do corpo, o que pode ser uma distância realmente enorme, como no caso da baleia-azul, por exemplo. Combinado a isso está o fato de que, em um mundo implacável, os animais devem reagir com rapidez a um predador eficiente para não serem devorados. Assim, os requisitos básicos da sinalização de informações codificadas no sistema nervoso são que os sinais sejam encaminhados sem erros e enviados de forma confiável em longas distâncias da maneira mais rápida possível.

Para atingir esse objetivo, os neurônios transportam e codificam informações eletricamente. Breves pulsos elétricos (que duram alguns milésimos de segundo), conhecidos como potenciais de ação ou impulsos nervosos, percorrem cabos biológicos (axônios) que se estendem dos corpos celulares dos neurônios para conectar sua entrada com as saídas de outros neurônios. Comparadas à velocidade do tráfego de informações elétricas ao longo dos cabos de um computador (próxima à velocidade da luz), as velocidades de condução de impulsos no cérebro são lentas, cerca de 120 metros por segundo nos axônios de condução mais rápida. Quando chegam aos terminais de axônios, os impulsos desencadeiam a liberação de sinais químicos que têm a capacidade de iniciar ou suprimir sinais elétricos em outros neurônios. Dessa maneira, os neurônios transmitem informações de um para outro por uma cadeia alternada de sinais elétricos e químicos.

Os sinais químicos são liberados em locais especializados chamados de sinapses, onde os sinais químicos (neurotransmissores) passam por um espaço bastante estreito que separa dois neurônios. As moléculas neurotransmissoras liberadas trabalham pela ligação e, com isso, pela ativação de moléculas receptoras especializadas que se encontram na superfície do neurônio receptor do outro lado da sinapse.

Um receptor ativado causa uma breve resposta elétrica, chamada de potencial sináptico, no neurônio receptor. Esses potenciais podem ser inibitórios ou excitatórios, dependendo de que a voltagem no neurônio receptor torne-se mais negativa (inibitório ou hiperpolarizante) ou menos negativa (excitatório ou despolarizante). Os potenciais inibitórios reduzem a probabilidade que o neurônio receptor tem de disparar um impulso nervoso. Os potenciais excitatórios aumentam essa probabilidade. Portanto, uma "decisão" de produzir impulsos nervosos é feita pelo somatório de todos os potenciais inibitórios e excitatórios que afetam um neurônio. Impulsos nervosos serão gerados assim que um limiar crítico for atingido por essa soma. Quanto maior a excitação, maior será a frequência do trem de impulsos. Um meio importante de codificar as informações no cérebro é pela frequência de impulsos (número de impulsos ou potenciais de ação por segundo) e pelo padrão de impulsos. Os impulsos nervosos propagam-se rapidamente pelo axônio, alimentando informações para muitos outros neurônios, onde o processo de liberação de neurotransmissores e comunicação química é repetido.

Os neurônios podem receber sinais químicos de centenas de outros neurônios por meio de mil ou mais sinapses em suas superfícies, cada uma com certa influência sobre a "decisão" de disparar um impulso nervoso e sobre a taxa de disparos. A complexidade da rede resultante de sinalizações no cérebro é quase inimaginável: cem bilhões de neurônios, cada um com mil sinapses, produzindo uma máquina com cem trilhões de interconexões! Se você começar a contá-las a uma velocidade de uma por segundo, ainda estará contando daqui a 30 milhões de anos!

A física e o problema da sinalização elétrica

Quando um neurônio está inativo ou em repouso, existe uma voltagem negativa estável na membrana de aproximadamente -70 mv, conhecida como potencial de repouso. Quando excitado por outro neurônio ou, no caso de uma célula receptora sensorial, por um estímulo sensorial, o neurônio pode gerar uma série de potenciais de ação. Impulsos nervosos atingem uma voltagem positiva de cerca de +50 mv antes de retornar ao potencial de repouso. Então, a amplitude total de voltagem de um impulso nervoso é de aproximadamente 120 mv ou 0,12 volts.

Precisamos agora entender como esses impulsos elétricos são gerados e propagados pelos axônios através do meio úmido, salgado e gelatinoso que é o cérebro: um ambiente nada adequado para um sistema de sinalização elétrica. As temerosas propriedades elétricas dos axônios agravam ainda mais o problema. Os axônios são maus condutores de eletricidade. Na verdade, são tão ruins que, por uma distância relativamente curta, bem menos do que o comprimento de um axônio padrão, a maior parte do sinal original acabará vazando no ambiente salgado. Esse problema inevitável é consequência do modo como as leis da física aplicam-se ao fluxo de eletricidade em cabos elétricos imersos em água salgada.

Essas leis foram formuladas pela primeira vez pelo cientista britânico Lord Kelvin (1824-1907), que descobriu como enviar informações telegráficas através do Oceano

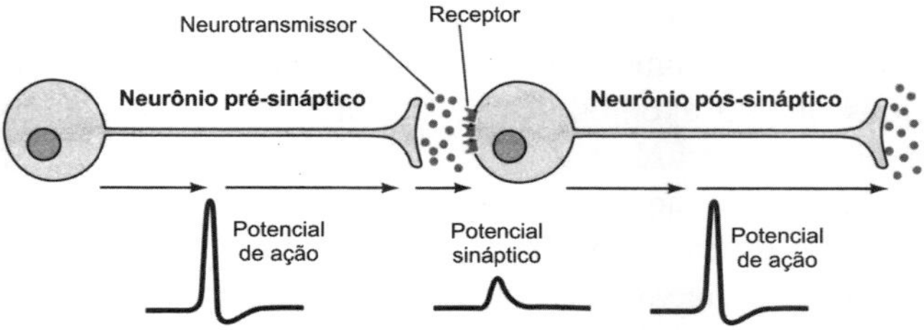

3. Comunicação neurônio a neurônio. Um potencial de ação elétrico ou impulso nervoso se propaga a velocidades de até 120 metros por segundo pelo axônio do neurônio pré-sináptico. Quando atinge a sinapse, o impulso faz com que as moléculas neurotransmissoras sejam liberadas. Moléculas receptoras reagem às moléculas neurotransmissoras, e isso causa excitação (conforme ilustrado) ou inibição no neurônio pós-sináptico. Um potencial sináptico inibitório imergiria abaixo do potencial de repouso, reduzindo a probabilidade que o neurônio pós-sináptico tem de disparar um potencial de ação.

Atlântico usando um cabo submarino. Lord Kelvin definiu um parâmetro chamado de "constante de comprimento", que nos permite comparar a qualidade de diferentes tipos de cabos na transmissão de sinais elétricos ao longo de certa distância. Uma constante de comprimento é a distância sobre a qual cerca de dois terços da amplitude do sinal elétrico serão perdidos, e seu valor pode apresentar enorme variação. Por exemplo, a constante de comprimento de um cabo submarino é de algumas dezenas de quilômetros. Isso significa que não é possível simplesmente jogar um cabo no Atlântico e esperar que um sinal elétrico injetado em uma extremidade apareça na outra sem reduções a milhares de quilômetros de distância.

Para um cabo submarino, a constante de comprimento é uma pequena fração da distância pela qual a informação deve ser enviada, sendo que o mesmo é verdadeiro para cabos biológicos – os axônios. Portanto, em um ambiente igualmente salgado, tanto cabos submarinos quanto axônios devem detectar um sinal elétrico defeituoso e trazê-lo de volta à sua força original antes de reenviá-lo ao seu caminho. Em cabos submarinos, amplificadores de potência posicionados em intervalos regulares atingem esse objetivo, e os axônios resolvem o problema de modo semelhante. Então, como, usando os improváveis ingredientes de algumas proteínas, gorduras, outras moléculas orgânicas menores e bastante água salgada, as células nervosas conseguem fazer um amplificador movido a bateria?

Baterias e impulsos do cérebro

O cérebro é um grande consumidor de energia corporal. Apesar de representar apenas 2% do peso corporal, ele consome 20% da energia total. Além disso, 80% do consumo energético cerebral é dedicado a uma única tarefa: produção de baterias biológicas, a fonte de energia dos amplificadores de sinais elétricos nos axônios.

Os neurônios, na verdade, criam duas baterias. Uma tem valor aproximado de 50 mv e está voltada para dentro (polo positivo no interior), enquanto a outra tem valor de cerca de 70 mv e está voltada para fora (polo positivo no exterior). Se a bateria de 70 mv estiver ligada e a de 50 mv desligada, a parte interna do neurônio terá potencial de -70 mv. Por outro lado, se desligarmos a bateria de 70 mv e ligarmos a de 50 mv, então o interior será positivo pelo valor da bateria voltada para dentro, ou seja, +50 mv. No pico de um potencial de ação, a voltagem da membrana atinge cerca de +50 mv antes de retornar, em um milésimo de segundo, a seu valor de repouso em torno de -70 mv. É como se o potencial de ação resultasse do ato de ligar e desligar rapidamente as baterias em uma sequência bem-definida. Essa sequência de ligação é iniciada por uma mudança positiva da voltagem pela membrana. Se a mudança positiva de voltagem atingir um valor limiar crítico, a bateria de +50 mv será ligada e um impulso nervoso é iniciado.

Essas baterias são "carregadas" por proteínas que literalmente bombeiam dois íons com carga positiva em sentidos opostos na membrana do neurônio. O processo exige que a energia seja gasta, o que é obtido pela capacidade que as bombas em escala molecular têm de associar o gasto de energia metabólica ao movimento de íons. Íons de sódio são bombeados para fora do neurônio, enquanto íons de potássio são bombeados para dentro. Esses íons derivam de cloreto de sódio (sal de cozinha) e de cloreto de potássio, que são dissolvidos no fluido que circunda todas as células, oferecendo-lhes um ambiente de água salgada semelhante à composição da água marinha, na qual a vida celular teve suas origens. O bombeamento cria um desequilíbrio entre as concentrações internas e externas dos dois íons. Os íons de sódio são mantidos em uma concentração dez vezes maior no exterior do que no interior do neurônio, e uma situação praticamente oposta acontece para o potássio. Esses gradientes de concentração, na ausência de barreiras, resultariam na entrada de sódio e saída de potássio do neurônio.

Moléculas de proteína altamente especializadas, chamadas de canais iônicos, restringem essa passagem de sódio e potássio para dentro e para fora do neurônio, atuando como porteiros moleculares. Partes móveis da molécula, os "portões", abrem e fecham em uma sequência ordenada. Esse maquinário molecular permite que a membrana controle a ativação e a desativação das baterias de sódio e potássio. Cada canal de potássio tem um único portão, conhecido como portão de ativação porque, quando aberto, o fluxo de potássio é ativado. O canal de sódio é mais complicado e tem dois portões: um de ativação e outro de desativação. Quando os portões de ativação de sódio são abertos, o sódio inunda o neurônio em razão do gradiente de concentração. Isso equivale a ativar a bateria de sódio de 50 mv, fazendo com que o interior do neurônio atinja seu potencial positivo máximo de +50 mv no pico do impulso nervoso. Quando os portões de potássio se abrem, o que significa ativar a bateria de -70 mv, o potássio é liberado.

Vejamos agora como as células nervosas geram um impulso elétrico de cerca de -70 mv para quase +50 mv e voltam ao valor inicial em alguns milissegundos. No potencial de repouso próximo a -70 mv, a bateria de sódio é desativada; então, o fluxo de sódio é praticamente bloqueado por completo porque, embora os portões de desativação estejam abertos, os de ativação estão fechados. A bateria de potássio está parcialmente ativada porque uma pequena proporção dos portões do canal de potássio está aberta e, portanto, parte do potássio está livre para sair do neurônio, deixando o interior negativo. Para levar a voltagem a +50mv, os portões de ativação para o fluxo de entrada de sódio devem ser abertos. Para retornar ao potencial de repouso, os portões de sódio devem ser fechados e a bateria de potássio deve estar ativada por completo, de modo que o potássio possa sair. A sequência de abertura e fechamento durante um impulso nervoso é mostrada na Figura 4.

Para entender essas partes essenciais da história da sinalização, precisamos saber o que causa a abertura e o fechamento dos portões em escala molecular. A resposta é que eles são sensíveis à voltagem na membrana, o que permite a detecção de pequenas mudanças de voltagem e sua amplificação em pulsos discretos de amplitude muito maior. Como essas proteínas de canal percebem a voltagem na membrana e respondem a ela? Poderia parecer que as proteínas deveriam ser, de fato, muito sensíveis a mudanças de voltagem – afinal, uma mudança de apenas alguns milésimos de um volt na membrana pode ser suficiente para desencadear a abertura de um portão de canal.

Porém, quando vemos a voltagem das membranas flutuantes pela perspectiva do canal, temos uma impressão mais realista da intensidade das forças elétricas que agem sobre elas. A membrana é extremamente fina (cerca de um milionésimo de centímetro), e a mudança total de voltagem nessa membrana durante um potencial de ação é de 0,12 volts. Se considerarmos a espessura da membrana, a flutuação sofrida pela proteína é de impressionantes 120.000 volts por centímetro. Como os próprios portões dos canais iônicos possuem carga elétrica, eles serão movidos pela mudança nas forças elétricas na membrana. Esse movimento dos portões iônicos é essencial para entender como uma pequena excitação elétrica é amplificada e transforma-se em um impulso nervoso desenvolvido por completo. Os primeiros portões a responder a uma excitação são aqueles que previnem a entrada de sódio. Uma pequeníssima excitação abrirá alguns desses portões, permitindo o influxo de sódio. Isso fará com que a voltagem torne-se ainda mais positiva, abrindo mais portões de sódio. Se um número suficiente de portões de sódio é aberto, cria-se com rapidez um ciclo de realimentação positiva, inexoravelmente levando à ativação da bateria de sódio de +50 mv no pico do impulso nervoso. A voltagem retorna à sua voltagem de repouso pelo fechamento retardado dos portões de desativação de sódio e pela abertura retardada dos portões de potássio.

Velocidade é importante

Cabos biológicos são condutores lentos de sinais, pois o impulso nervoso depende do movimento de íons

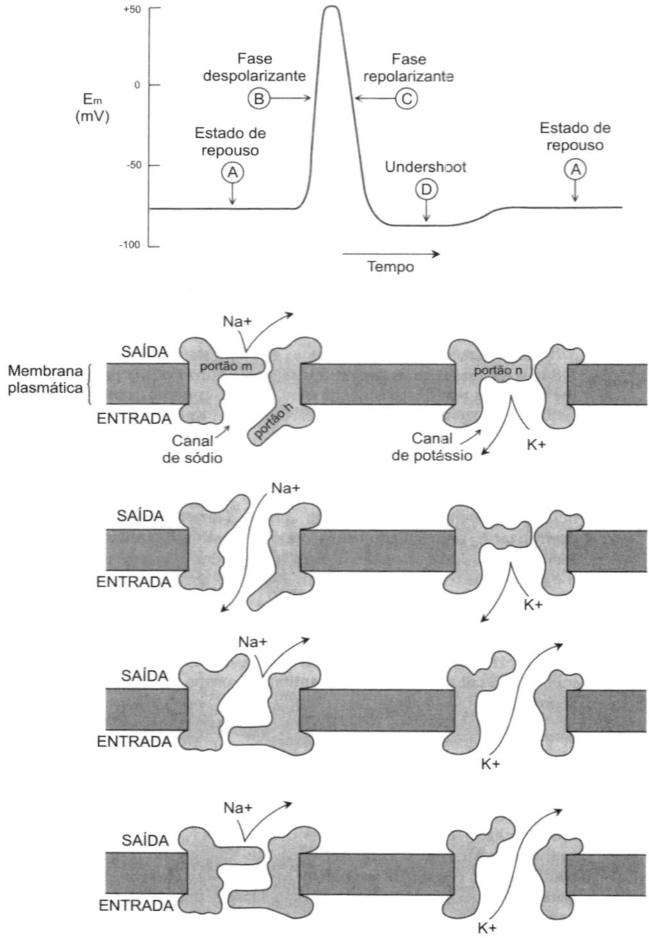

4. Potencial de ação e canais iônicos. Esse esquema ilustra como os portões iônicos moleculares e os canais na membrana da célula nervosa (membrana plasmática) comportam-se em diferentes estágios (A a D) do potencial de ação.

em uma membrana, em vez do deslocamento de elétrons por um fio. Pode-se atingir uma velocidade maior de transmissão ao melhorar o isolamento da membrana do axônio e aumentar a condutividade elétrica do núcleo do axônio. Esse último objetivo pode ser alcançado pelo simples aumento do diâmetro do axônio. Quanto mais encorpado o axônio, mais rápida é a transmissão; para haver velocidade, é preciso ter axônios gigantes. Infelizmente, essa solução tem significativas desvantagens práticas. A relação entre o diâmetro do axônio e a velocidade de condução é desfavorável – para dobrar a velocidade, é preciso quadruplicar o diâmetro (a velocidade de condução é proporcional à raiz quadrada do diâmetro do axônio). Então, para obter ganhos expressivos de velocidade, teríamos que produzir axônios com circunferência gigante. Uma dificuldade relacionada é que um cérebro conteria componentes rápidos, mas haveria menos deles. A evolução de cérebros de alto desempenho dependeu, em parte, da miniaturização dos componentes cerebrais e da obtenção de um número máximo possível de neurônios rápidos comprimidos em um pequeno volume. Para isso, a pressão da seleção evolucionária não favoreceu neurônios gigantes.

Apesar disso, com certeza existem axônios gigantes nos cérebros. Há muitos exemplos nos sistemas nervosos de invertebrados e vertebrados inferiores cuja tendência é estarem envolvidos na criação de respostas velocíssimas, como reações de fuga. Um exemplo característico é o axônio gigante da lula, que pode ter até um milímetro de diâmetro e transmite impulsos nervosos do cérebro para a musculatura corporal a vários metros por segundo. Esse axônio ativa o comportamento de fuga emergencial do animal, que exige a contração rápida da cavidade do manto, causando uma expulsão explosiva de água e uma fuga "impulsionada a jato". Na década de 40, as enormes dimensões desse axônio atraíram, em particular, a atenção de dois fisiologistas britânicos, Alan Lloyd Hodgkin e Andrew Fielding Huxley. Eles conduziram uma série de experimentos sofisticados sobre o impulso nervoso, aproveitando-se do tamanho do axônio gigante da lula. Seus experimentos levaram à descoberta do fluxo de sódio e potássio sensível à voltagem e à teoria iônica do potencial de ação descrita anteriormente. O estudo de Hodgkin e Huxley sobre o potencial de ação no axônio da lula garantiu-lhes o Prêmio Nobel de Fisiologia ou Medicina em 1963, sobretudo porque os princípios e mecanismos revelados na lula eram universais, explicando inclusive como nossos axônios transmitem sinais elétricos. Parece um tanto injusto com a lula que não haja agradecimentos formais à sua contribuição para uma das realizações mais importantes da ciência do século XX.

Velocidades de transmissão acima de 100 m/s são possíveis graças à melhora do isolamento do axônio com um revestimento de várias camadas semelhante a um rocambole – a mielina. Em intervalos de cerca de um milímetro, o revestimento da mielina é interrompido por espaços conhecidos como nódulos de Ranvier, onde a membrana axonal é exposta. Canais de sódio sensíveis à voltagem estão concentrados nos nódulos, e o impulso nervoso parece saltar de nódulo em nódulo com atraso desprezível. A esclerose múltipla (EM), uma doença autoimune, destaca a importância crucial da mielina no cérebro normal e na função corporal. Na EM, o sistema imunológico do corpo danifica a mielina, e a capacidade que os axônios têm de conduzir potenciais de ação é prejudicada. Isso produz vários sintomas, como movimentos instáveis dos membros, visão embaçada, movimentos oculares anormais, perda de coordenação, lembrança lenta de palavras e esquecimento.

A mielina é produzida pela glia, células no sistema nervoso que excedem o número de neurônios em, no mínimo, dez vezes. Há muitas outras funções das células gliais, por exemplo, as micróglias conseguem movimentar-se pelo cérebro, consumindo resíduos celulares mortos por onde passam. Outras células gliais podem alterar o modo como os neurônios interagem entre si, sugerindo que a ideia de que a glia meramente oferece funções de suporte aos neurônios está equivocada. De fato, experimentos recentes mostraram que as células gliais podem detectar mudanças na voltagem de suas membranas e que são responsivas a sinais químicos dos neurônios. Outras são capazes de fisicamente cobrir ou descobrir regiões de comunicação entre os neurônios, indicando que podem direcionar o tráfego de informações entre diferentes partes do cérebro. Se, como agora parece provável, os neurônios e as células gliais são ambos essenciais ao processamento de informação, então, ao considerar apenas os neurônios, a complexidade da máquina cerebral tem sido subestimada.

De neurônio a neurônio

A comunicação neurônio a neurônio ocorre em pontos especializados de contato entre células nervosas chamadas de sinapses; talvez haja mais de cem trilhões delas no cérebro humano. As comunicações sinápticas são basicamente privadas, no sentido de que uma única sinapse permite que um neurônio fale somente com outro. Os corpos celulares de neurônios comunicantes não precisam estar próximos entre si, porque os neurônios podem estender-se por meio de longos processos de conexão. As sinapses, porém, não são o único meio de comunicação entre neurônios, e uma importante distinção pode ser feita entre a transmissão de informações ponto a ponto mediada por elas (o esquema elétrico do cérebro) e uma forma mais global de transmissão não sináptica de informações (para a qual a transmissão sem fio é uma analogia melhor).

A natureza ponto a ponto de comunicação sináptica entre as extensões fibrosas semelhantes a fios de neurônios é reminiscente de um circuito eletrônico. Está claro que o "esquema elétrico" sináptico de conectores necessários para determinada função cerebral pode ser referido como o "circuito" neural para essa função. As sinapses exigem a cooperação de dois neurônios na formação de uma pequena região de contato direto (sinapse elétrica) ou de aposição muito próxima (sinapse química). Onde existe contato direto, sinais elétricos passam quase sem atraso de um neurônio a outro através de poros proteicos que perfuram as membranas dos dois neurônios no ponto de contato. As sinapses elétricas, em geral, são bidirecionais, ou seja, a eletricidade consegue passar sem problema nas duas direções. Elas podem ser vistas como juntas soldadas em um circuito elétrico: são conexões confiáveis e de operação constante, sem adicionar nem subtrair nada do sinal que passa entre os componentes. A velocidade e a confiabilidade das sinapses elétricas são exploradas em circuitos neurais necessários para a ativação de uma resposta de fuga. Em um comportamento de fuga, não há tempo para processamento complicado de informações; a fuga deve ser executada da forma mais rápida e confiável possível, e isso é um trabalho idealmente adequado às propriedades simples, submissas e velozes das sinapses elétricas. Da próxima vez em que você tentar matar uma mosca sem êxito, seu fracasso será devido à velocidade de transmissão de informações visuais (sobre você) que passam por sinapses elétricas no cérebro da mosca em rota de fuga.

Em uma típica sinapse química, um pequeno espaço ou fenda entre dois neurônios comunicantes impossibilita a troca direta de sinais elétricos ou químicos. Para que a informação seja transmitida por esse espaço, a atividade elétrica de um neurônio deve causar a liberação de uma mensagem química que é difundida pela fenda sináptica até o neurônio receptor. O maquinário sináptico que permite que a atividade elétrica no neurônio de sinalização seja associada à liberação de neurotransmissores é bastante complexo e especializado, assim como os mecanismos que capturam a mensagem química e iniciam respostas no neurônio receptor. Isso significa que os dois lados de uma sinapse química são especializados em enviar ou receber mensageiros químicos, mas não as duas coisas. Portanto, os sinais passam apenas em uma direção, do neurônio pré-sináptico para o pós-sináptico. O lado pré-sináptico é especializado na síntese, no armazenamento e na liberação de um neurotransmissor. No lado pós-sináptico, a mensagem química é reconhecida e convertida em um sinal elétrico. As sinapses químicas, em geral, ocorrem entre as terminações do axônio do neurônio de transmissão e os dendritos ou corpo celular do neurônio receptor.

O modo mais simples de transmissão sináptica envolve um receptor de canal iônico (um receptor ionotrópico), que é aberto pela ligação com um neurotransmissor. Esse receptor medeia uma associação direta e rápida entre a ligação do neurotransmissor e a geração de um breve sinal elétrico no neurônio pós-sináptico. Há outra categoria importante de receptores de neurotransmissores "indiretos" (receptores metabotrópicos): o sinal que eles geram é bioquímico, em vez de elétrico. Quando um neurotransmissor liga-se a um receptor indireto, ele ativa uma complexa cascata de eventos bioquímicos ou metabólicos no neurônio pós-sináptico, mediados por enzimas especiais que causam a síntese de moléculas de sinalização chamadas de mensageiros secundários.

Os mensageiros primários são os neurotransmissores, que transmitem informações de neurônio a neurônio. Os mensageiros secundários são as moléculas do mensageiro interno do neurônio. É por meio de sua ação que as propriedades fisiológicas dos neurônios e suas sinapses podem ser alteradas, seja de forma breve ou por longos períodos de tempo. Os mensageiros secundários também estão envolvidos na transmissão de informações da sinapse para o núcleo do neurônio, onde iniciam mudanças de longo prazo no padrão de expressão gênica e síntese proteica que, por sua vez, podem causar alterações na intensidade das sinapses. É na ação de mensageiros secundários, portanto, que devemos buscar um mecanismo para as mudanças na intensidade das sinapses que acompanham o processo de formação da memória no cérebro (veja o Capítulo 6).

A analogia do circuito elétrico – "esquema elétrico" – é adequada e útil, mas os neurônios podem comunicar-se sem sinapses. Pela liberação de moléculas de mensageiros livremente difusas, como o gás óxido nítrico, alguns neurônios transmitem informações através de volumes cerebrais, comunicando-se com muitos outros neurônios no volume afetado, sem a necessidade de estar diretamente conectado a todos eles por sinapses. Os neurônios podem participar dos dois modos de transmissão ao mesmo tempo. De fato, pode não ser possível compreender como uma função é realizada sem saber o esquema elétrico sináptico de seu circuito neural ou como o circuito é influenciado por sinais transmitidos a ele de algum outro lugar.

Agrupando as informações

Neste capítulo, examinamos em algum detalhe os mecanismos moleculares e celulares das funções cerebrais mais básicas – a capacidade que as células constituintes do cérebro têm de se comunicar entre si. O que emerge é uma imagem de complexidade desconcertante na qual não é fácil perceber o que realmente importa. Agora nos distanciemos um pouco e imaginemos o cérebro com suas centenas de trilhões de conexões sinápticas. Cada sinapse é potencialmente uma unidade computacional única, com seu próprio kit de ferramentas moleculares, história, memória e função. Os neurônios e suas sinapses estão em um estado constante de fluxo – as conexões são dinâmicas, alterando sua intensidade, seu tamanho e sua localização, formando-se e transformando-se. A cada segundo, milhões de impulsos elétricos percorrem as finas extensões fibrosas dos neurônios, carregando mensagens elétricas e químicas através de um conjunto de circuitos gelatinosos interconectados que é bem mais complexo do que qualquer computador. Se as fibras de interconexão em apenas um milímetro cúbico de massa cinzenta fossem desemaranhadas e postas lado a lado, elas formariam um fio com 5 km de comprimento! Se as conexões em todo o cérebro fossem desemaranhadas, o fio teria um comprimento suficiente para dar duas voltas na Terra – tal é o fenômeno de interconectividade do cérebro. E isso é somente parte da história, porque os neurônios e suas conexões compõem uma minúscula fração do maquinário celular cerebral. Existem até cem células gliais para cada célula nervosa, sendo que estamos apenas começando a entender sua importância, uma vez que sua função não é apenas realizar trabalhos de suporte, mas participar dos cálculos cerebrais que regulam a transmissão sináptica, entre outras maneiras.

Concluindo, isso – os neurônios, suas conexões e sua história, suas células gliais companheiras, a infinidade de mensageiros químicos e receptores – é basicamente tudo que há no cérebro. Estamos longe de entender como ele funciona como um todo, porém não há nada mais, nenhuma mágica, nenhum componente adicional para dar conta de todos os pensamentos, percepções, emoções, memórias, personalidades, medos, paixões e curiosidades.

CAPÍTULO 4

DO BIG BANG AO GRANDE CÉREBRO

Evolução inicial do sistema nervoso

Os astrônomos dizem que o universo começou com uma explosão, o Big Bang. Hoje, neste nosso pequeno canto do universo, algo em torno de catorze bilhões de anos mais tarde, entidades físicas capazes de refletir sobre seu lugar no universo vieram a existir de alguma forma. Pode-se presumir com segurança que os cérebros não brotaram de repente, do nada; então, como e por qual caminho eles foram criados? A resposta é que, em comum com todas as outras manifestações de vida, o cérebro é o resultado do processo aleatório e perigoso da evolução por seleção natural. Isso não aconteceu da noite para o dia.

Nosso planeta Terra passou a existir há cerca de 4,5 bilhões de anos. No começo, não havia vida; porém, após cerca de um bilhão de anos, a química pré-biótica da vida teve início e surgiram os primeiros organismos primitivos. Assim, iniciou-se o processo de evolução orgânica que culminou nos atuais cérebros humanos de tamanho excessivo. Foi um processo que exigiria 3,5 bilhões de anos para ser concluído.

Até onde sabemos, somos os primeiros habitantes autoconscientes da Terra e quase certamente os primeiros a questionar nossas origens e lugar neste estranho universo. Hoje, estamos no limiar da exploração e da investigação tripuladas de outros planetas de nosso sistema solar e talvez de mais além. Foram nossos cérebros inquisitivos e autoconfiantes que motivaram essa busca de entendimento e permitiram que tudo isso acontecesse.

Pode-se obter informações sobre o processo pelo qual nossos cérebros vieram a existir e adquirir sua notável capacidade pelo estudo de animais bem mais simples do que nós. A maioria dos animais tem um sistema nervoso e um cérebro rudimentar, que é apenas uma concentração de células nervosas – geralmente posicionadas de modo prático, na extremidade frontal. Embora talvez nossa espécie seja a única com um cérebro que se dá o trabalho de pensar sobre si mesmo, isso deve ter se originado na tarefa de perceber e responder ao ambiente. Essas são as funções mais básicas do sistema nervoso, que dão aos animais a capacidade de detectar características de destaque nos ambientes que os circundam e responder adequadamente. Apesar de o cérebro ter desenvolvido a arte de perceber e responder, essa capacidade não é exclusiva a ele. Ela é de uma antiguidade quase inimaginável, antecedendo o sistema nervoso por uma margem considerável, e remonta aos primeiros passos na origem da vida, essencialmente à evolução da primeira célula biológica.

As células primordiais tiveram uma existência aquática e logo adquiriram a capacidade de se mover. As células únicas nadam através de uma série de meios, como pelo bater de flagelos semelhantes a chicotes e pela ondulação coordenada de muitos "cabelos" mais curtos, chamados de cílios. Outros organismos unicelulares podem rastejar, estendendo e retraindo "pés" ou pseudópodos do corpo da célula. É importante destacar que o movimento permitiu que as primeiras criaturas unicelulares explorassem mais o mundo e seus recursos. Quando a capacidade de se mover foi combinada com a habilidade de perceber, o movimento pôde ser direcionado a regiões ricas em recursos, e os indivíduos que faziam isso com maior eficiência reproduziam-se mais e prosperavam.

Então, mesmo uma célula única de vida livre pode se comportar de modo adaptativo, pode se orientar e se mover "com inteligência" em resposta a estímulos ambientais, combinando todas as funções de percepção e ação necessárias à sobrevivência sem um sistema nervoso. Isso pode ser visto nos organismos unicelulares modernos, como o protozoário ciliado *Paramecium*, que tem um rico repertório de comportamentos de orientação. Eles conseguem perceber e, a partir daí, nadar em direção à sua principal fonte de alimento – matéria orgânica em decomposição. O *Paramecium* também tem um sentido de tato primitivo, que lhe permite navegar em torno de obstáculos após colidir com eles. Isso envolve a reversão da direção do nado e o afastamento do obstáculo antes de seguir em frente. Esse comportamento é mediado por mudanças de voltagem na membrana celular associadas ao influxo e efluxo de íons de cálcio e potássio. Dessa forma, estímulos mecânicos evocam potenciais elétricos de maneira muito semelhante aos impulsos nervosos nos neurônios.

Como já vimos, o maquinário molecular da percepção e ação existia em organismos unicelulares, muito antes da chegada dos animais pluricelulares. No entanto, a capacidade de agir com base em percepções foi transformada quando os organismos pluricelulares evoluíram. Agora, as células cooperam entre si, fazendo uma divisão de diferentes funções especializadas. As células individuais não precisavam mais realizar todas as funções essenciais; elas conseguiam "diferenciar-se" funcionalmente umas das outras. Assim, o palco estava montado para a evolução do sistema nervoso – uma coleção de células diferenciadas projetadas para perceber, analisar, armazenar e transmitir informações e para direcionar o comportamento adaptativo segundo os interesses de sobrevivência e reprodução de todo o organismo. O conjunto de ferramentas para sinalização química e elétrica do qual o funcionamento do sistema nervoso depende já estava disponível. O cérebro não precisou inventar tudo do zero – ele evoluiu modificando e incorporando mecanismos preexistentes em animais sem cérebro.

É provável que os primeiros animais, para desenvolver neurônios verdadeiros, tenham tido um sistema nervoso que consistia de uma rede difusa de nervos com pouca ou nenhuma concentração de células nervosas em qualquer parte específica do corpo. Essa característica distribuída do sistema nervoso funciona bem para animais com simetria radial, nos quais nenhuma parte específica do corpo tem maior ou menor probabilidade de encontrar alimento ou detectar perigo antes de qualquer outra. Em seu estado mais simples, a rede nervosa consiste de neurônios sensoriais que agem diretamente nas células contráteis. Como esses neurônios devem perceber o ambiente externo, eles derivam de células que compõem a camada exterior do corpo, o ectoderma. Vale ressaltar que nossos cérebros formam-se no embrião a partir de tecido ectodérmico que, durante o curso do desenvolvimento, torna-se internalizado.

Em organizações mais complexas de neurônios, as funções sensoriais e motoras são atribuídas a diferentes tipos de células. Células sensoriais especializadas ativam neurônios motores, que enervam as células contráteis. Há poucos (ou nenhum) "interneurônios" – células nervosas interpostas entre os neurônios sensoriais e motores. É no desenvolvimento do sistema nervoso central em animais superiores que vemos a enorme proliferação dos interneurônios. Pela mediação entre as funções sensoriais e motoras, os interneurônios fazem com que o comportamento de um animal seja menos determinado por reações automáticas a estímulos externos. De fato, os interneurônios introduzem a possibilidade de uma lacuna cognitiva entre estímulo e resposta, dando espaço à consideração inteligente de opções – o "pensamento", em outras palavras – antes que as ações sejam executadas. A proliferação de interneurônios também propiciou os números necessários para maior capacidade de memória e para um processamento mais sofisticado das informações.

A tendência a um verdadeiro sistema nervoso central recebeu seu ímpeto mais irresistível com a evolução de animais com plano corporal que apresenta simetria bilateral. Nossos ancestrais tinham corpo alongado e estilo de vida rastejante, alimentando-se de matéria orgânica no fundo oceânico. A boca localizada na frente e voltada para baixo facilitou esse estilo de vida e criou uma distinção entre dorsal (lado superior) e ventral (lado inferior). A consequência mais importante da simetria bilateral é que a frente pode ser distinguida das costas – o que significa a invenção da extremidade da cabeça. Como a maioria dos animais com simetria bilateral move-se para frente, era lógico concentrar os sentidos e o sistema nervoso central na extremidade da cabeça, um fenômeno conhecido como "cefalização". Afinal, a extremidade frontal encontrará oportunidade, alimento e perigo primeiro, o que explica por que o cérebro da maioria dos animais localiza-se na frente.

Com exceção dos animais bilaterais mais primitivos, o corpo é dividido na direção do comprimento em uma série de segmentos. Isso fica mais evidente em anelídeos, como as minhocas e as sanguessugas, cujo corpo consiste de segmentos praticamente idênticos. A segmentação do corpo é refletida na segmentação do sistema nervoso central. Em vermes e insetos, cada segmento corporal contém um "gânglio" central, uma coleção de células nervosas envolvidas com as funções sensoriais e motoras daquele segmento. Os gânglios estão conectados entre si por "conectores" longitudinais pareados que contêm os axônios das células nervosas que se comunicam entre os gânglios. Assim, eles formam um "cordão nervoso" que percorre o comprimento do corpo. Isso garante

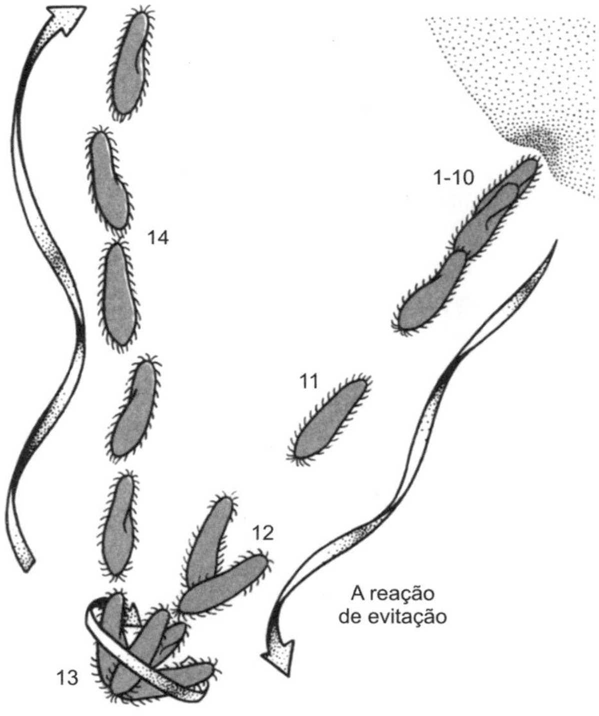

5. Comportamento de evitação do *Paramecium*. Um animal que consiste de apenas uma célula pode perceber e responder a seu mundo – sem a necessidade de ter um cérebro. Porém, os mecanismos moleculares subjacentes a esse simples comportamento de evitação são semelhantes àqueles subjacentes ao impulso nervoso elétrico nos neurônios de nossos cérebros.

que os gânglios não ajam de modo independente e que os segmentos corporais cooperem entre si na geração de comportamento coordenado.

Em invertebrados bilaterais, o cordão nervoso é ventral ao canal alimentar ou intestino. Isso contrasta com a situação dos vertebrados, nos quais a medula espinhal é dorsal, com o intestino ventral a ela. Podemos imaginar que os planos do sistema nervoso de invertebrados e vertebrados são tão diferentes em termos fundamentais que devem ter histórias evolutivas distintas. Entretanto, vertebrados e invertebrados compartilham mais semelhanças do que diferenças. Analisemos a posição dorsal *versus* ventral do sistema nervoso central. Durante o desenvolvimento embrionário, genes são expressos para determinar os programas de crescimento que conduzem a tecidos especificamente dorsais e ventrais. Esses genes são muito parecidos em termos de estrutura do DNA em espécies vertebradas e invertebradas e, por isso, devem ter suas origens em genes ancestrais comuns. Contudo, os genes em vertebrados que determinam tecidos e órgãos ventrais estão mais intimamente relacionados aos genes em invertebrados que especificam os dorsais. Parece que a única explicação evolutiva possível para essa aparente reversão das funções desses genes é que algo aconteceu a algum de nossos ancestrais comuns e fez com que ele trocasse de posição, de modo que o que era a superfície ventral estava agora voltada para cima, tornando-se, por definição, dorsal.

O que poderia ter feito a infeliz criatura mudar de posição? Uma possibilidade é que tenha ocorrido uma mutação, fazendo com que a boca trocasse de posição: em vez de virada para baixo, passou a uma posição voltada para cima. Nossa criatura que pastava no fundo oceânico seria muito prejudicada, a menos, é claro, que ela apenas girasse o corpo para trazer sua boca mutante de volta à posição preferida, ou seja, para baixo. Agora, porém, o sistema nervoso encontra-se ventral ao intestino, assim como em todos os descendentes dessa criatura – a grande maioria dos animais invertebrados. Então, o que era ventral tornou-se dorsal, e vice-versa.

Visão geral do sistema nervoso humano

O cérebro humano tem uma organização estrutural confusa e complicada que, com certeza, não ganharia prêmios de design. Diferentemente dos olhos, não há como dizer, só de olhar, qual é o verdadeiro propósito do cérebro; antes da era científica, os estudiosos poderiam ser desculpados por sugerir que o cérebro servia para resfriar o sangue. Afinal, a superfície pregueada do córtex cerebral é, no mínimo, sugestiva de um trocador de calor ou radiador.

Grande parte da complexidade estrutural do cérebro surge porque sua evolução tem sido menos um processo "sai o velho, entra o novo" e mais um caso de "continua o velho, entra o novo". Isso resultou em novas estruturas sobrepostas a camadas mais antigas, que podem reter suas funções originais mesmo no contexto das novas oportunidades propiciadas pelas recém-adquiridas. Portanto, um entendimento adequado do cérebro somente pode ser atingido no contexto de sua evolução. Também é útil considerar como surge a estrutura do cérebro durante seu desenvolvimento embrionário.

O cérebro humano é basicamente um detalhado tubo cheio de fluido, que se forma pela primeira vez no embrião. As duas principais subdivisões do sistema nervoso central – o cérebro e a medula espinhal – derivam de uma faixa de pele embrionária na linha média dorsal chamada de placa neural. Em torno de três semanas após a concepção, a placa neural invagina-se e forma um sulco, que, por fim, junta-se à linha média para criar o tubo neural. A seguir, o ectoderma dorsal fecha sobre o tubo neural, que agora está dentro do embrião, estendendo-se de uma extremidade à outra. A placa neural é ladeada por uma região de ectoderma chamada de crista neural. As células da crista neural proliferam-se para formar o sistema nervoso periférico, o sistema autonômico e os

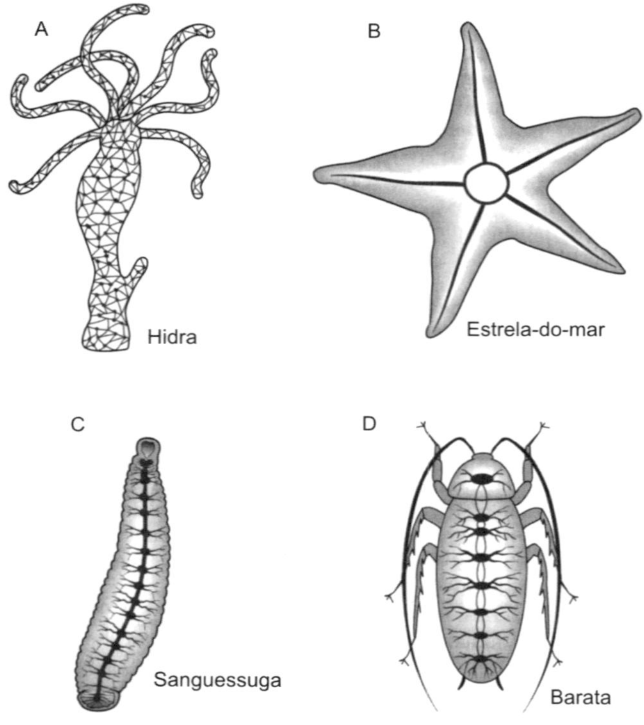

6. Hidra, estrela-do-mar, verme e inseto: sistemas nervosos simples são redes difusas de neurônios (redes nervosas), como as encontradas na moderna medusa e em seus parentes (hidra, por exemplo). O verdadeiro sistema nervoso central surge da condensação de neurônios em centros nos quais os neurônios estão concentrados. Em animais com simetria bilateral, como vermes e insetos, a extremidade anterior do sistema nervoso central é ampliada – um fenômeno conhecido como cefalização. Isso resultou na evolução de um cérebro verdadeiro, localizado na cabeça. Em animais com simetria radial, como a estrela-do-mar, não há cabeça e, portanto, nenhum cérebro verdadeiro.

neurônios sensoriais das raízes dorsais da medula espinhal. As células do tubo neural também se proliferam, tornando-se os neurônios e as células gliais que formam o cérebro e a medula espinhal. No início, o tubo neural é uniforme em seu comprimento, porém, à medida que o desenvolvimento prossegue, a proliferação celular na extremidade anterior do tubo excede em muito a taxa na extremidade posterior. Por consequência, a extremidade anterior aumenta e, mais adiante, torna-se o cérebro. A extremidade posterior do tubo neural está destinada a se transformar na medula espinhal.

Em sua extremidade anterior, o tubo expande-se, formando três vesículas que se tornarão as principais divisões do cérebro: prosencéfalo, mesencéfalo e rombencéfalo. Essas vesículas subdividem-se ainda mais para formar os precursores dos principais componentes do cérebro adulto. Por exemplo, a extremidade anterior do prosencéfalo incha em cada lado, formando protrusões que se tornarão os dois hemisférios cerebrais (o telencéfalo). As protrusões de cada lado enrolam-se em uma direção posterior, após terem crescido como um par de chifres de carneiro. Assim, a parte mais anterior do prosencéfalo circunda o mesencéfalo. Ao mesmo tempo, as vesículas embrionárias do mesencéfalo e do rombencéfalo começam a se diferenciar dos componentes do tronco encefálico.

Da medula espinhal ao córtex cerebral

A medula espinhal tem uma organização estrutural relativamente simples: uma região central de "massa cinzenta" que contém as sinapses e os corpos celulares de neurônios e uma "substância branca", composta dos axônios que transmitem informações para cima e para baixo da medula. A medula espinhal é segmentada e, em cada segmento, há dois pares de "raízes", uma dorsal e uma

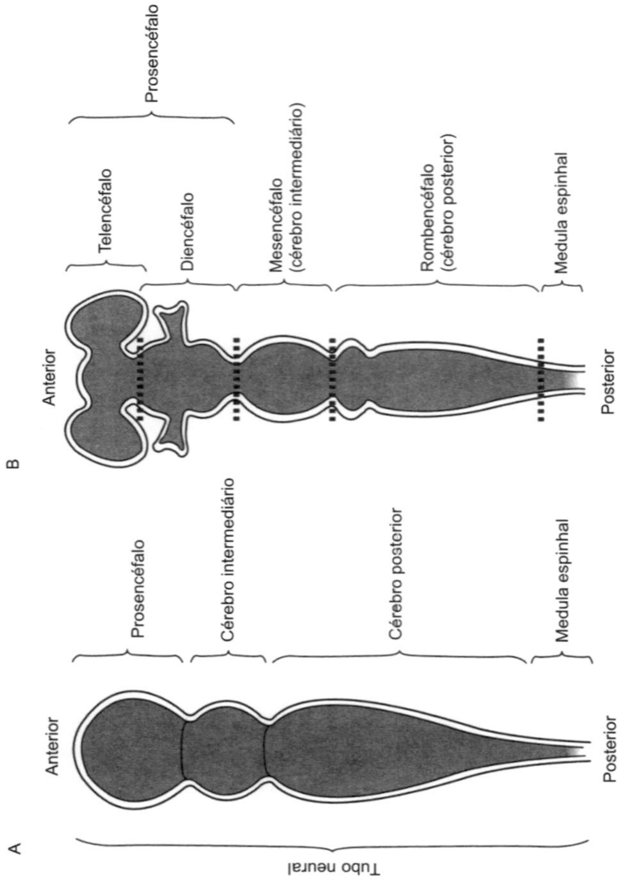

7. Três divisões do cérebro no início do desenvolvimento. Em sua extremidade anterior, o tubo neural incha em três lugares, os precursores dos cérebros anterior, intermediário e posterior (A). Posteriormente, os inchaços desenvolvem-se ainda mais e formam as principais subdivisões do cérebro (B).

ventral, que conectam a medula espinhal ao corpo. As raízes ventrais contêm os axônios de saída dos neurônios motores, e as raízes dorsais incluem os axônios de entrada dos neurônios sensoriais. Os corpos celulares dos neurônios sensoriais residem em protuberâncias chamadas de gânglios da raiz dorsal, próximas à medula espinhal. Os corpos celulares dos neurônios motores são encontrados na massa cinzenta ventral, reunidos em grupos de acordo com a função. Assim, os neurônios motores que enervam determinado músculo são agrupados, e os neurônios motores das extremidades são encontrados lateralmente à medula, enquanto esses músculos enervados do tronco estão localizados na parte mais central. Esse agrupamento por função simplifica a tarefa de ativar grupos de músculos de modo sequencial para produzir movimentos coordenados. Interneurônios na medula espinhal conectam a entrada sensorial à saída motora e fornecem os circuitos neurais subjacentes a comportamentos reflexivos simples, como o conhecido reflexo patelar.

Podemos pensar nas três divisões do cérebro como uma hierarquia em que o prosencéfalo controla o mesencéfalo, que controla o rombencéfalo. O tronco encefálico (mesencéfalo e rombencéfalo) é responsável pelas funções corporais não cognitivas, como respiração, regulação do fluxo sanguíneo e coordenação da locomoção. O processamento básico de informações sensoriais também é realizado pelas estruturas do mesencéfalo, embora ocorra um processamento mais complexo quando tais informações parcialmente processadas são distribuídas para um nível superior da hierarquia até o prosencéfalo. O prosencéfalo pode ser considerado o centro executivo, que analisa informações sensoriais de todos os tipos e formula comandos, decisões e julgamentos com base nas informações sensoriais e na experiência. A maior complexidade e flexibilidade de nosso comportamento pode ser atribuída à maior cefalização – a aquisição de novas funções neurais associadas às partes mais anteriores do cérebro. Isso se reflete no aumento do tamanho relativo do prosencéfalo, que é uma parte bem pequena do cérebro de peixes, anfíbios e répteis, sendo muito maior nos mamíferos. Ele se torna tão grande em humanos que não encaixa no crânio sem dobrar sobre si mesmo, formando as circunvoluções características do córtex cerebral.

O rombencéfalo é formado pela medula, pela ponte e pelo cerebelo. "Tronco encefálico" é o termo usado para se referir à ponte, à medula e às várias divisões do mesencéfalo, descritas a seguir. Uma quantidade substancial de espaço na medula é ocupada por feixes de axônios ascendentes e descendentes, que carregam tráfego de informações entre o cérebro e a medula espinhal. É na medula que os tratos de axônios que descem do córtex cerebral passam do lado esquerdo para o direito. O resultado é que cada hemisfério controla o movimento no lado oposto do corpo. Muitas funções automáticas viscerais, como respiração, batimento cardíaco e deglutição, são controladas por centros neurais na medula. Um pouco antes da medula está a ponte, uma estrutura situada na interface entre o mesencéfalo e o rombencéfalo. Ela também tem funções viscerais e um papel importante no controle das expressões faciais, além de conter importantes centros sensoriais, como os núcleos vestibulares, que recebem informações sobre a orientação do corpo com relação à gravidade e aceleração.

A parte mais complicada do rombencéfalo é o cerebelo, uma estrutura especializada na coordenação de comandos motores. Em tamanho, o cerebelo só perde para os hemisférios cerebrais. Localizado sobre a passagem entre o cérebro e a medula espinhal, ele está em uma posição estratégica para supervisionar o desempenho de movimentos complexos. O cerebelo tem uma aparência muito distinta, com uma superfície que consiste de

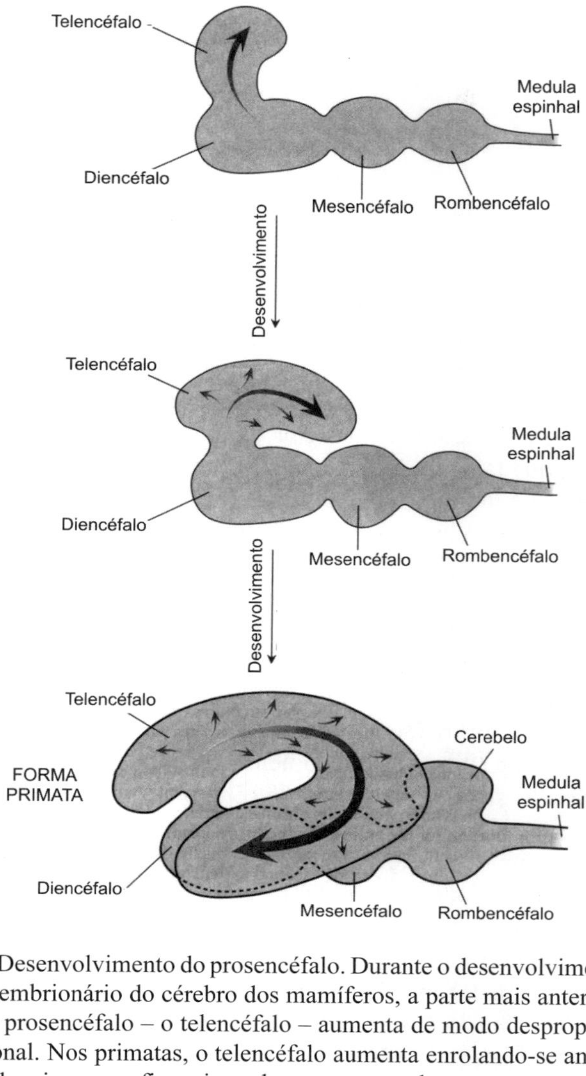

8. Desenvolvimento do prosencéfalo. Durante o desenvolvimento embrionário do cérebro dos mamíferos, a parte mais anterior do prosencéfalo – o telencéfalo – aumenta de modo desproporcional. Nos primatas, o telencéfalo aumenta enrolando-se antes e depois e, por fim, circunda-se por completo no restante do prosencéfalo e do mesencéfalo.

numerosas ondulações chamadas de fólios, separadas por fissuras profundas. Ele é suprido com muitas informações sensoriais sobre a posição e movimentos do corpo, podendo codificar e memorizar informações necessárias para a execução de complexas habilidades aprendidas. O cerebelo está ligado ao tronco encefálico e conectado ao restante do cérebro por três pares de tratos de axônios chamados de pedúnculos, que o conectam ao mesencéfalo, à ponte e à medula. Não há conexão direta entre o cerebelo e o córtex cerebral e, apesar de ter uma função no controle do movimento, cada lado do cerebelo controla o mesmo lado do corpo em contraste com o córtex.

O mesencéfalo consiste de substância negra, colículo inferior, colículo superior e parte da formação reticular, que também se estende até a medula. A substância negra está intimamente envolvida com o início e a manutenção de movimentos voluntários. Danos nessa parte do mesencéfalo estão associados a sintomas da doença de Parkinson, uma condição caracterizada por tremor muscular e dificuldade de iniciar ações. O colículo inferior é responsável pela audição, enquanto o colículo superior é um centro de processamento de informações visuais e geração de movimentos oculares. A formação reticular desempenha um papel fundamental no controle e na regulação do estado de excitação do cérebro.

As duas principais subdivisões do prosencéfalo são o telencéfalo (córtex cerebral e gânglios da base) e o diencéfalo (partes do sistema límbico, tálamo e hipotálamo), que é evolutivamente mais antigo. No diencéfalo, na parte profunda do cérebro, encontra-se uma estrutura pareada chamada de tálamo. Trata-se de uma estação de transmissão de informações a caminho do córtex cerebral, oriundas dos sistemas sensoriais visual, auditório e corporal. Em uma direção mais ventral, na junção do tálamo e do mesencéfalo, está o hipotálamo, um centro que, apesar do

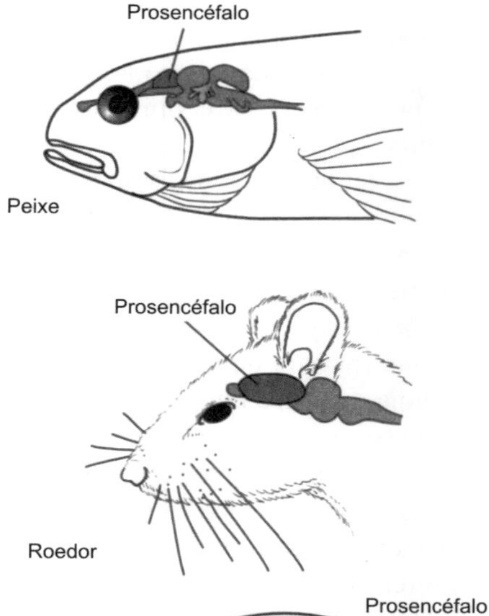

9. Cefalização. Cada vez mais recursos são alocados à parte mais anterior do cérebro na evolução dos vertebrados. O tamanho relativo do prosencéfalo foi o que teve o maior aumento no tempo evolutivo. Na evolução dos hominídeos, o córtex pré-frontal (a parte mais anterior do prosencéfalo) triplicou de tamanho em apenas dois milhões de anos.

tamanho diminuto, é responsável por uma ampla gama de funções importantes, como sexo, emoção, interpretação de olfatos, regulação da temperatura corporal, fome e sede. É a ligação do cérebro com o sistema hormonal do corpo, sendo responsável por liberar vários hormônios no suprimento sanguíneo para distribuição ao restante do corpo.

O hipotálamo, em geral, é incluído entre uma série de estruturas inter-relacionadas coletivamente, chamadas de sistema límbico. O termo límbico refere-se a partes do prosencéfalo que formam uma borda (*limbus*, em latim) em torno da ponte entre os dois hemisférios cerebrais, o corpo caloso. Esse sistema inclui as amídalas cerebelosas e o hipocampo, que, em um sentido evolutivo, são as partes mais antigas do prosencéfalo. Porém, as funções dessas estruturas foram alteradas durante a evolução. Nos vertebrados inferiores – répteis, por exemplo –, as amídalas são responsáveis pelo sentido do olfato, enquanto no cérebro humano a função olfatória é mínima, e acredita-se que a área esteja relacionada sobretudo com as emoções. Outro exemplo de mudança evolutiva de função é dado pelo hipocampo. Essa estrutura, em répteis, organiza respostas comportamentais aos estímulos olfatórios (como fugir ou copular), enquanto nos mamíferos e no homem tem função central na formação de memórias. O giro do cíngulo, outro componente do sistema límbico, fornece uma conexão entre o sistema límbico e o córtex cerebral.

A parte anterior e evoluída há menos tempo do prosencéfalo consiste dos gânglios da base e dos hemisférios cerebrais que os envolvem. Os gânglios da base ficam escondidos sob os dois hemisférios e consistem de um agrupamento de três grupos pareados de neurônios. Sua função é controlar e regular movimentos voluntários iniciados no córtex cerebral. Mais do que qualquer outra estrutura cerebral, é o córtex cerebral que nos torna humanos. No córtex, planos são feitos, inicia-se o comportamento voluntário, está localizado o maquinário neural da linguagem e as percepções conscientes oriundas de informações sensoriais são reunidas. Ele é o local de toda a nossa inteligência e imaginação criativas. Se realmente tivermos livre-arbítrio, então é no córtex que esse segredo será encontrado.

O córtex cerebral é a superfície convoluta dos dois hemisférios cerebrais, sendo composto de uma única folha dobrada, com cerca de dois a quatro milímetros de espessura. A informação entra e sai do córtex carregada por aproximadamente um milhão de neurônios de entrada e saída, embora haja mais de dez bilhões de conexões internas. O córtex, portanto, passa a maior parte do tempo falando com outros pedaços de si mesmo. O córtex cerebral dobra-se de uma maneira extensa e pronunciada, permitindo que uma grande superfície seja acomodada no cérebro. Se os córtex cerebrais esquerdo e direito fossem esticados com um ferro de passar roupa, eles cobriram uma superfície em torno de 1,6 m^2, cerca de quatro vezes a área coberta pelo de um chimpanzé. Uma depressão profunda na linha média – a fissura longitudinal – divide o córtex em hemisfério esquerdo e direito. Os dois lados são subdivididos em quatro lobos principais, que derivam seus nomes dos ossos do crânio sobre eles. Os lobos frontais são os maiores, representando 40% do córtex; os lobos temporal, parietal e occipital correspondem a 20% cada. As elevações das circunvoluções superficiais são chamadas de giros, e as depressões que as separam são os sulcos, sendo que os mais profundos são chamados de fissuras. Na superfície, os lados esquerdo e direito dos hemisférios cerebrais são simétricos em aparência e também se assemelham em termos de funcionalidade. No entanto, há importantes diferenças entre esquerda e direita com relação a algumas tarefas cognitivas, como aquelas exigidas para a linguagem.

A profunda fissura longitudinal que, ao que parece, separa o córtex esquerdo do direito na linha média esconde uma importante estrutura chamada de corpo caloso, que é extremamente relevante na função cortical coordenada de modo bilateral. É a ponte de comunicação entre os hemisférios cerebrais e consiste de um trato de cerca de um milhão de axônios, metade dos quais se origina de neurônios à direita, e a outra metade, de neurônios no córtex cerebral esquerdo. Os axônios do corpo caloso permitem que o córtex esquerdo saiba o que o córtex direito está fazendo, já fez, pode fazer a seguir, e vice-versa. Se o corpo caloso for cortado, como acontece às vezes no tratamento de epilepsia intratável, os dois hemisférios poderão funcionar de maneira independente. Após uma cirurgia desse tipo, os indivíduos conhecidos como pacientes "com cérebro dividido" forneceram evidências definitivas de que os dois hemisférios diferem quanto à função na linguagem. Pacientes com cérebro dividido conseguem nomear objetos não vistos segurados pela mão direita. Para essa tarefa de nomenclatura, o hemisfério esquerdo é usado porque as informações sensoriais do lado direito do corpo são processadas pelo córtex cerebral esquerdo. Porém, usando o córtex cerebral direito, os pacientes não conseguiram fazer um relato verbal do que estava na mão esquerda. Essas observações confirmaram o que fora presumido: apesar de ambos os hemisférios terem uma percepção consciente das coisas, é o esquerdo que expressa sua percepção em palavras.

A superfície convoluta do córtex humano pode ser dividida em uma série de regiões funcionais, mas a divisão mais simples e básica é feita entre as áreas dedicadas a funções sensoriais e motoras. As áreas corticais sensoriais são definidas pelo tipo de informação que recebem, sendo que áreas diferentes são especializadas em receber e processar informações vindas de determinados órgãos e estruturas sensoriais. Por exemplo, a informação dos olhos projeta a parte mais posterior do lobo occipital conhecida como córtex visual primário. A informação que vem do corpo e da pele, chamada de informação somatossensorial, projeta-se em uma faixa do lobo parietal, o córtex somatossensorial.

Um importante princípio de concepção dessas áreas corticais sensoriais é o "mapeamento". O córtex constrói mapas, representações espaciais do mundo sensorial que são transportadas a ele por órgãos sensoriais. O de compreensão mais fácil é o mapa do mundo visual. Ele é bidimensional e formado inicialmente no olho, que projeta uma imagem do mundo externo sobre a retina. Uma representação neural desse mapa é preservada conforme passa da retina ao tálamo e depois para o córtex visual primário. O mapa é repetido várias vezes em subdivisões do córtex especializadas em diferentes aspectos da percepção visual. As superfícies esquerda e direita do corpo também são mapeadas nos hemisférios corticais esquerdo e direito, respectivamente. Elas são chamadas de mapas somatossensoriais e encontram-se nas amplas faixas do córtex localizadas logo atrás do sulco central.

Os movimentos corporais são controlados pelo córtex motor primário, que é uma imagem espelhada da representação sensorial da superfície corporal descrita acima. A área motora esquerda controla o lado direito do corpo, e a área direita, o esquerdo. As áreas motoras ocupam as faixas de superfície cortical bem na frente do sulco central, e há um mapa motor – um mapa de músculos – que corresponde à representação distorcida do corpo nos mapas somatossensoriais.

Nenhum desses mapas corticais é desenhado em escala; ao contrário, eles apresentam enorme variação para refletir a quantidade de poder de processamento neural dedicada a diferentes regiões. Isso explica a aparência grotesca da forma humana (o famoso homúnculo de Penfield) que pode ser feita de uma tradução do mapa sensorial corporal para a forma humana.

Boa parte do córtex, na maior parte das vezes chamada de "córtex de associação", não está diretamente conectada com os sistemas de controle motor nem com os estágios iniciais de processamento de informações sensoriais. Em geral, quanto mais afastado das funções motoras ou sensoriais diretas está o córtex, mais difícil se torna definir sua função.

Como o córtex humano ficou tão grande

Se traçarmos a evolução do cérebro humano, veremos que o maior e mais rápido crescimento ocorreu nos lobos frontais do córtex, que correspondem a aproximadamente 40% da estrutura. Em nossos parentes vivos mais próximos, o córtex frontal representa algo em torno de 17%. As linhas evolutivas que levam aos humanos modernos e a outros primatas vivos, inclusive os chimpanzés, divergiram cerca de catorze milhões de anos atrás. Os mais antigos hominídeos bípedes (3,9 a 2,5 milhões de anos atrás) tinham um cérebro com tamanho entre 400 e 500 cm^3, apenas cem centímetros cúbicos maior do que o do chimpanzé. O *Homo habilis* (2,5 a 2 milhões de anos atrás), talvez o primeiro fabricante de ferramentas de pedra, era um pouco mais favorecido, com tamanho cerebral de quase 600 cm^3. Então, o tamanho do cérebro vinha aumentando, de forma lenta mas gradual, na evolução dos primatas entre catorze milhões e quatro milhões de anos atrás e na fase inicial da evolução dos hominídeos há cerca de dois milhões de anos. No entanto, durante os dois milhões de anos seguintes, o tamanho cerebral quase

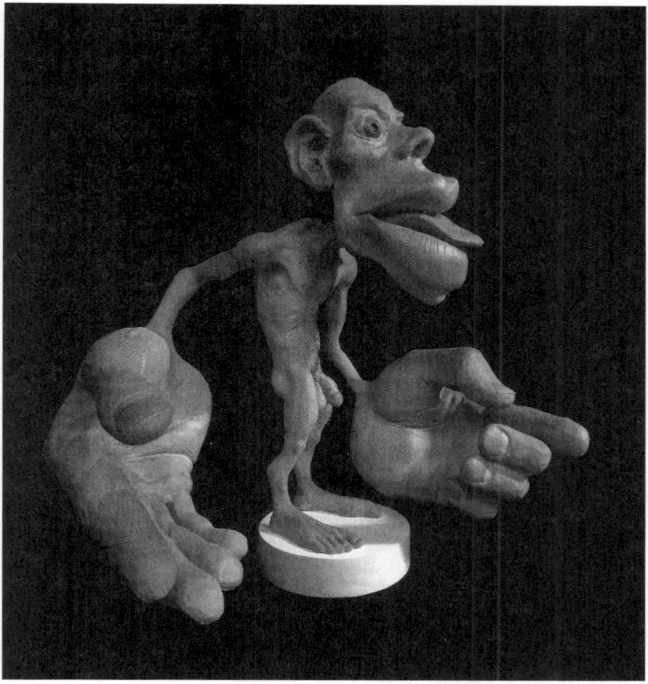

10. Homúnculo: uma imagem distorcida da forma humana reflete a alocação diferencial da superfície cortical em funções sensoriais e motoras de partes distintas do corpo.

triplicou, certamente com a maior mudança relativa que já ocorreu no tamanho dos lobos corticais frontais.

O homem de Neandertal, que apareceu primeiro na Europa e na Ásia Ocidental, e o moderno *Homo sapiens*, de origem africana, são as espécies mais recentes na linhagem dos hominídeos. Eles surgiram quase ao mesmo tempo: há cerca de trezentos mil anos, no caso do Neandertal, e 250 mil anos no caso do *Homo sapiens*. Tinham tamanho cerebral praticamente igual, apesar de a média do Neandertal (1.500 cm^3) ser um pouco maior do que a média humana (1.400 cm^3). É claro que cérebros não fossilizam; sendo assim, não sabemos qual era o tamanho relativo do córtex frontal no homem de Neandertal. Porém, sabemos que, durante a evolução humana, o crescimento do tamanho do cérebro deve muito à explosão do tamanho relativo do córtex frontal. Como ele ficou tão grande em um período tão curto de tempo evolutivo? Por que ficou tão visivelmente grande? O que há de tão especial no córtex frontal?

O córtex frontal é responsável pelo processamento de informações de diversas e amplamente separadas regiões do resto do córtex. Ele é, de fato, uma integração complexa que define a personalidade de uma pessoa mais do que qualquer outra região do cérebro. Ele cria uma percepção de "si mesmo" em relação ao mundo, permitindo-nos planejar e executar ações no futuro. Deficiências e lesões nessa área comprometem a capacidade que uma pessoa tem de fazer previsões sensatas sobre consequências futuras de eventos e ações no presente. Embora a capacidade intelectual possa continuar inalterada, restrições normais ao discurso interpessoal são gravemente afetadas por uma lesão frontal, o que nos leva a concluir que grande parte do que nos torna humanos, civilizados e criativos reside no local do cérebro que cresceu de maneira tão desproporcional durante nossa evolução.

Ninguém sabe realmente por que a parte do cérebro que nos torna únicos evoluiu tão rápido, triplicando de tamanho em menos de dois milhões de anos. Parece que a evolução entrou em um ciclo de realimentação positiva em que a seleção natural que favorecia a inteligência associou-se a uma expressão cada vez mais extravagante dessa inteligência.

Embora não exista uma explicação irrefutável para o ritmo desenfreado da mudança evolutiva que o desenvolvimento do cérebro humano pareceria exigir, uma das ideias mais imaginativas é a de que nosso cérebro frontal seja um ornamento necessário para a função da corte. Segundo essa ideia, o cérebro humano é o produto da preferência mútua de homens e mulheres em se unir com parceiros que mostrem inteligência singularmente criativa nos rituais de corte. Isso pode resultar em uma forma de seleção natural chamada de seleção sexual. Ela requer que a criatividade na corte e que o cérebro grande necessário para isso sejam traços hereditários. Se os indivíduos com cérebros maiores fossem espécimes geneticamente mais adequadas – o que é possível que tenham sido para carregar o peso de um cérebro aumentado –, a seleção sexual pode servir de explicação para o tamanho exagerado do córtex humano e para o ritmo acelerado da evolução do cérebro humano.

Uma pergunta que parece não ser respondida pela hipótese da seleção sexual e que exige mais investigações é a razão para o surgimento tardio de evidências físicas de inteligência criativa. Os seres humanos, com cérebros iguais em capacidade cúbica e intelectual aos nossos, apareceram pela primeira vez no registro fóssil há mais de 250 mil anos. Se seus cérebros atingiram esperteza e criatividade para fins de sedução, por que provas significativas de inteligência criativa, como pinturas em cavernas, só apareceram 35 mil anos atrás? Essa discrepância aparente não refuta o papel da seleção sexual na evolução do cérebro, mas sugere que deve ser parte de uma explicação mais abrangente para nossos cérebros extraordinários. A verdade é que não sabemos ainda explicar por que gostamos de exercitá-los na criação e exibição pública de música, arte, poesia e humor.

Capítulo 5

Sentimento, percepção e ação

Imperfeições da percepção sensorial

As informações sensoriais que passam pelo cérebro propulsionam nossas percepções, memórias, intenções e ações. Apesar de normalmente nos referirmos apenas aos cinco sentidos tradicionais – visão, tato, audição, paladar e olfato –, na verdade existem muitas outras sensações, que incluem calor, frio, gravitação, aceleração, dor etc. Além disso, cada uma das modalidades sensoriais tradicionais é uma mistura complexa de subsentidos distintos. Na modalidade visual, por exemplo, existe a capacidade de perceber movimento, cor, forma, brilho, textura e contraste de objetos.

O cérebro analisa sensações primárias, transformando-as em percepções que servem de base para a tomada de decisão informada sobre ações futuras. Porém, as sensações são apenas um componente que contribui para a percepção. É possível perceber o que não é sentido, não perceber o que é sentido e construir mais de uma percepção a partir das mesmas sensações. Portanto, as percepções não são determinadas somente por sensações, nem as percepções sensoriais estão ligadas a modalidades independentes. As percepções são os palpites esclarecidos do cérebro sobre o que os sentidos combinados estão dizendo a ele; por isso, elas quase sempre dependerão das interações entre diferentes modalidades. Embora uma distinção entre sensação e percepção possa parecer acadêmica, ela é, na prática, muito importante.

Essa distinção pode ser comprovada pela análise da famosa ilusão de óptica baseada em uma pintura intitulada

Minha mulher e minha sogra, por W. E. Hill. Podemos ver uma jovem olhando para o lado ou o perfil de uma velha: duas percepções contidas na mesma imagem. Depois que ambas são percebidas, é possível alternar entre elas à vontade. A informação sensorial que atinge a retina é exatamente a mesma nos dois casos; então, deve haver um processo de cima para baixo determinando como o sistema perceptual interpreta a entrada sensorial. De fato, nossos cérebros impõem percepções conscientes sobre as mesmas informações registradas por nossos sistemas sensoriais.

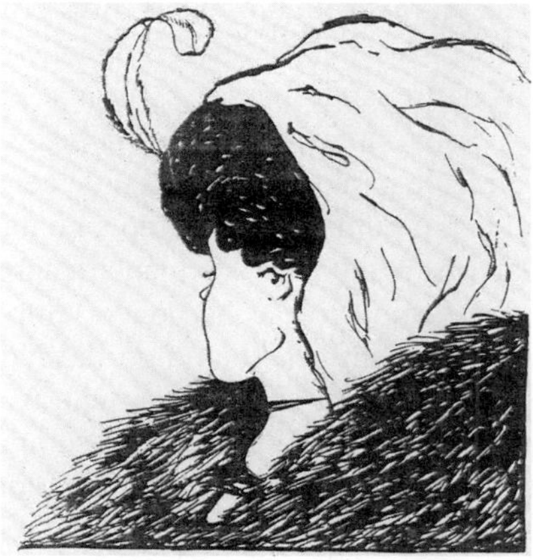

11. Duas percepções de uma sensação.

A importância da interação entre diferentes sentidos para a percepção é ilustrada pela ilusão audiovisual conhecida como efeito McGurk, descrita por Harry McGurk e John MacDonald em um artigo intitulado "Hearing Lips and Seeing Voices". Assistir a um vídeo de uma pessoa repetindo a sílaba "da" três vezes, seguida de três repetições da sílaba "ba" pode produzir a ilusão. Se a trilha sonora repetir o som "da", não importando a sílaba que está sendo realmente pronunciada, você ouve tanto "da" quanto "ba". Quando você vê os lábios dizendo "ba", ouve "ba", mesmo que o som que entre em seu ouvido seja, na verdade, "da". O cérebro está tentando dar à consciência o melhor palpite sobre o que os sentidos estão dizendo a ele. Nesse caso, há uma contradição entre o que os olhos e os ouvidos estão mandando o cérebro perceber. No exemplo dado, os olhos levam a melhor.

A cegueira perceptual é um exemplo marcante de como o cérebro é bastante seletivo ao decidir que elementos das informações sensoriais disponíveis a ele são percebidos de modo consciente. Uma ilustração interessante disso encontra-se em um vídeo curto produzido por Daniel Simons e Christopher Chabris. O vídeo mostra um grupo de jovens trocando passes com uma bola de basquete. Uma pessoa fantasiada de gorila passa entre eles, abana visivelmente para a câmera e sai de cena. Antes de assistir ao vídeo, o público é instruído a contar os passes e depois relatar os resultados. De maneira surpreendente, quando vi essa demonstração há pouco tempo, cerca de metade do público nem percebeu o gorila! No entanto, o gorila invisível estava lá, sua imagem entrava nos olhos de cada espectador, causava uma impressão nas retinas e era enviada ao tálamo, de onde era transmitida ao córtex visual primário. Para onde, então, foi o proverbial gorila de quatrocentos quilos? Parece que o cérebro estava tão ocupado na tarefa de contagem que decidiu nem se incomodar com a geração de uma percepção consciente de um gorila, mesmo que uma parte substancial do sistema visual do cérebro estivesse inteiramente informada sobre sua presença. Portanto, o gorila ficou, de fato, escondido da percepção visual.

Como o cérebro pode atingir esse feito de manipulação de imagens é algo que está além de nosso entendimento atual. A tarefa deve envolver mais do que a remoção da informação visual associada ao gorila, porque sua imagem não é substituída por um buraco em forma de gorila na visão. O espaço ocupado pelo gorila é preenchido apropriadamente com o que seria visto por trás dele caso não tivesse estado lá. Também é notável o fato de que as pessoas que testemunharam a invisibilidade do gorila não conseguiram lembrar-se de nada estranho em sua percepção do vídeo original. Parece que não havia restado nenhum traço de memória acessível do curioso caso do gorila desaparecido. Esse exemplo deveria deixar-nos céticos quanto à veracidade de declarações de testemunhas em que a precisão de detalhes é relevante, como no relato de crimes.

Nossos sentidos humanos ficam reduzidos quando comparados aos de outros animais. Uma traça em busca de uma parceira pode, por exemplo, responder ao "cheiro" de moléculas individuais do "feromônio", um atraente sexual que a fêmea exala no ar para seduzir um parceiro distante. Nossos olhos são sensíveis somente a comprimentos de onda do espectro eletromagnético entre quatrocentos e setecentos nanômetros. Muitos insetos respondem a comprimentos de onda mais curtos, o que os habilita a usar informações contidas na luz ultravioleta. Outros animais, como algumas espécies de cobras, conseguem "ver" o calor corporal de suas presas usando os comprimentos de onda longos da radiação infravermelha. Similarmente, nossa audição é restrita a uma faixa estreita de frequências. No máximo, podemos ouvir sons de até vinte quilo-hertz, bem menos que as frequências ultrassônicas que os morcegos usam na ecolocalização de obstáculos e presas.

Percepção do mundo externo

Abra os olhos e verá o mundo ao seu redor de modo aparentemente instantâneo, em cores e com extraordinários detalhes temporais e espaciais. Apenas um relance é suficiente para identificar objetos – sua cor, forma, textura, tamanho, localização e relação espacial entre si tornam-se aparentes de imediato. Se um objeto estiver movendo-se com relação a você, é possível dizer sua direção de movimento e estimar a velocidade num piscar de olhos; essa informação permite que você pegue o objeto ou evite uma colisão com ele. Se você estiver em movimento, pode ver o fluxo do mundo visual que o circunda e extrair informação dele, o que permite saber sua direção, estimar a velocidade e ajustar ambos de modo simultâneo.

A visão precisa que a retina forneça informações altamente processadas sobre a qualidade e a quantidade de luz capturada pelos cones e bastonetes – os dois sistemas dos fotorreceptores. Há uma alta concentração de cones na fóvea, uma área de apenas um milímetro quadrado atrás da retina. Essa região é responsável por nossa visão colorida de alta precisão e pode ser considerada, sem dúvida, o milímetro quadrado mais importante do corpo. Existem cones sensíveis ao vermelho, verde e azul, e eles fornecem informações sobre as quantidades relativas de luz vermelha, azul e verde que o cérebro usa para "colorir" um objeto. Então, o cérebro cria todas as cores que conseguimos perceber pela mistura de apenas três delas, de maneira muito semelhante a um artista que mistura três pigmentos para criar qualquer cor. Como os cones são um tanto insensíveis à luz, a visão colorida só é possível com luz relativamente brilhante. Na maior parte da superfície da retina, ao redor da fóvea, há uma predominância de bastonetes fotorreceptores bastante sensíveis à luz, superando em número os cones por cerca de dez para um.

A luz regula a quantidade de neurotransmissores liberados pelos cones e bastonetes, que, por sua vez, regulam a atividade elétrica dos neurônios na retina. Entre eles estão os neurônios bipolares, que transmitem informações pelo caminho de luz, e os neurônios horizontais e amácrinos, que transmitem informações lateralmente na retina – perpendicular ao caminho de luz. Os últimos neurônios a serem afetados são as células ganglionares da retina, que são os neurônios de saída da retina cujos axônios formam os nervos ópticos que conectam o olho ao cérebro.

Os olhos operam em uma enorme amplitude de intensidades de luz, desde uma noite estrelada até um dia ensolarado – uma diferença de luminosidade de quase um milhão. Isso é obtido por meio de uma propriedade dos fotorreceptores chamada de adaptação, que ajusta sua sensibilidade para se equivaler à intensidade luminosa média no segundo plano. Em ambientes muito escuros, a sensibilidade do bastonete aumenta, sendo reduzida na luz brilhante. Em qualquer nível de sensibilidade, os bastonetes oferecem um relato confiável de diferenças na intensidade da luz dentro de uma pequena variação acima e abaixo do nível de segundo plano. Portanto, os fotorreceptores são sensíveis a pequenas mudanças na intensidade da luz com relação ao segundo plano, mas não à intensidade absoluta. Se o nível geral de iluminação do segundo plano é alterado de forma significativa, como ocorre quando entramos no cinema em um dia ensolarado, ficamos efetivamente cegos até que nossos bastonetes fotorreceptores adaptem-se à intensidade reduzida, aumentando sua sensibilidade. O reajuste da sensibilidade depende da mobilização de mecanismos bioquímicos nos fotorreceptores e pode levar alguns minutos no caso de uma mudança muito grande de intensidade de luz. Como consequência da adaptação à luz, o cérebro não é informado sobre os níveis absolutos de brilho, mas sobre informações mais úteis referentes a diferenças locais em brilho e contraste, que independem do brilho geral.

A informação propaga-se dos olhos até o cérebro como séries de impulsos nervosos carregados pelos axônios das células ganglionares da retina. Cada célula ganglionar tem uma visão exclusiva do mundo visual, chamada de campo receptivo. Trata-se da pequena e aproximadamente circular região do mundo cuja luz pode afetar a atividade elétrica de uma determinada célula ganglionar. Há um número quase igual de dois tipos diferentes de campos receptivos de células ganglionares da retina: os que são excitados por um acréscimo de intensidade luminosa no centro de seu campo receptivo (células ganglionares de centro ON) e os que são excitados por uma redução de intensidade central (centro OFF). O relato de uma taxa maior de disparos para os campos receptivos de centro ON e OFF gera um sinal mais confiável do que o relato de uma resposta ON com taxa maior e uma resposta OFF com taxa reduzida de uma frequência de disparo já baixa.

A visão é um processo ativo de aquisição de informações – os olhos movem-se com rapidez sob o comando do cérebro. Como já descobrimos, a visão clara somente é possível quando a fóvea inspeciona determinada cena. Isso fornece uma janela muito restrita de clareza e, para gerar a percepção de um "filme na cabeça", os olhos devem mover-se para todos os lados. Eles se movem com muita velocidade de um lugar para outro, onde permanecem por um instante, permitindo que o cérebro tire uma fotografia de alta definição. Com base em uma série desses instantâneos, o cérebro constrói a imagem ocular da mente sobre o mundo externo. Todo o processo é uma realimentação positiva em que a retina supre informações ao cérebro, que, por sua vez, faz um palpite esclarecido sobre o que está lá fora e, baseado nisso, instrui os olhos a se moverem, alterando a informação visual que está sendo fornecida. Várias regiões cerebrais são necessárias para realizar todas as tarefas computacionais necessárias para converter informações enviadas pelos olhos na riqueza de percepção que constitui a consciência cinemática do mundo visual.

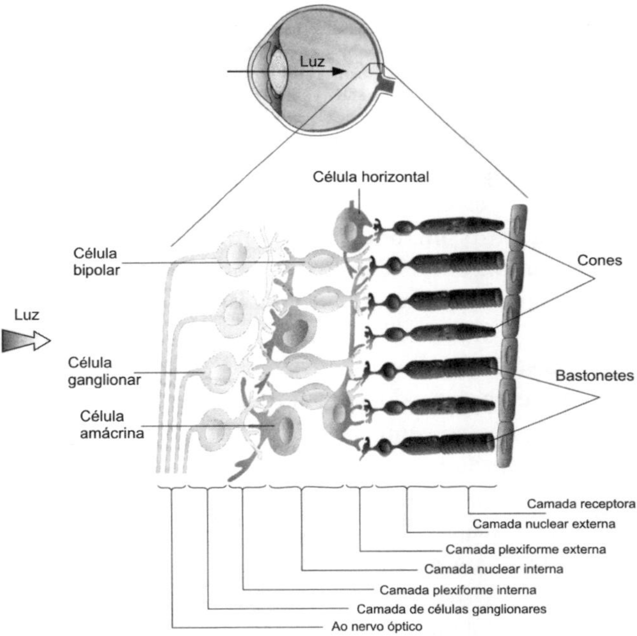

12. Olho e retina. A luz que entra no olho passa por duas camadas de neurônios na retina antes de atingir os fotorreceptores sensíveis à luz – os cones e os bastonetes. Informações sobre a qualidade da luz são transmitidas de volta aos neurônios, que as integram e transformam em um padrão de impulsos para transmissão ao cérebro por um milhão de células ganglionares da retina.

O trajeto do olho ao cérebro começa onde os axônios das células ganglionares da retina saem da retina, formando o nervo óptico. Nesse ponto, chamado de disco óptico, não há células fotorreceptoras que permitam a saída dos axônios das células ganglionares. Portanto, cada disco óptico é insensível à luz, o que produz o chamado "ponto cego" no campo visual de cada olho. Os nervos ópticos aproximam-se do cérebro por caminhos de interceptação e encontram-se na base do diencéfalo em um ponto de cruzamento, o quiasma óptico, que direciona as fibras nervosas a seus alvos no mesmo lado (ou no lado oposto) do cérebro. Nos humanos, cerca de 60% dos axônios das células ganglionares em cada nervo óptico atravessam o quiasma, dirigindo-se a alvos no lado oposto do cérebro, e os 40% restantes são direcionados a alvos cerebrais no mesmo lado. Assim, o lado cerebral do quiasma e os feixes esquerdo e direito de axônios de células ganglionares, agora chamados de tratos ópticos, incluem fibras nervosas de ambos os olhos.

Os axônios nos tratos ópticos têm uma série de alvos no cérebro, sendo que uma região do tálamo, conhecida como núcleo geniculado lateral, é a mais importante para a percepção visual consciente. Os axônios de células ganglionares da retina que terminam no geniculado lateral formam sinapses com outros neurônios e não avançam mais adiante no cérebro. Os neurônios que receberam informações visuais das células ganglionares irradiam-se para fora do tálamo e seguem diretamente para o córtex visual primário (também chamado de córtex estriado ou região V1).

É importante perceber que, no geniculado lateral e no córtex, as relações espaciais entre os neurônios na retina são mantidas. Logo, esses alvos cerebrais de informações derivadas dos olhos constituem representações do espaço visual semelhantes a mapas. Assim como os olhos, os núcleos geniculados laterais e as áreas do córtex visual primário também são pareados. A informação visual sobre o lado esquerdo é mapeada no geniculado lateral direito e no córtex visual direito, e o mapa do mundo visual direito encontra-se nas regiões-alvo à esquerda. Como há uma ampla sobreposição entre os campos visuais de ambos os olhos, no chamado campo binocular, extensas regiões do campo visual esquerdo são "vistas" pelos olhos esquerdo e direito, e vice-versa. Por isso, o mapa visual no lado direito do cérebro que representa o lado esquerdo do mundo visual contém regiões binoculares que são construídas a partir de informações derivadas dos dois olhos.

No geniculado lateral, as entradas visuais dos olhos esquerdo e direito terminam em diferentes camadas, de modo que os neurônios que se projetam no córtex são excitados pela entrada do olho esquerdo ou direito, mas não por ambos. Portanto, os neurônios do corpo geniculado – e os neurônios corticais que eles excitam na região cortical V1 – são monoculares. Em estágios subsequentes do processamento de informações visuais no córtex, entradas dos campos binoculares dos olhos esquerdo e direito convergem para produzir neurônios que têm dois campos receptivos: um visto pelo olho direito e outro pelo esquerdo. Muitos neurônios desse tipo estão em sua excitação máxima quando o trajeto neuronal que representa a mesma parte do mundo visual nos olhos esquerdo e direito está ativado. Outros neurônios binoculares são excitados quando partes não correspondentes dos campos visuais esquerdo e direito são estimulados visualmente. Uma vez que esses neurônios binoculares relatam informações sobre as mesmas regiões (ou regiões próximas) do campo visual esquerdo e direito, é provável que sejam importantes para gerar a percepção de profundidade quando o mesmo objeto é visto usando-se os dois olhos.

No córtex visual primário, detalhes simples das características do campo visual são analisados. As propriedades de resposta e os campos receptivos dos neurônios do corpo geniculado lateral são semelhantes aos das células ganglionares da retina. Contudo, os neurônios corticais primários apresentam uma relativa falta de resposta a um ponto pequeno de maior ou menor brilho no centro de seu campo receptivo – estímulos excitatórios muito eficientes para neurônios do corpo geniculado e da

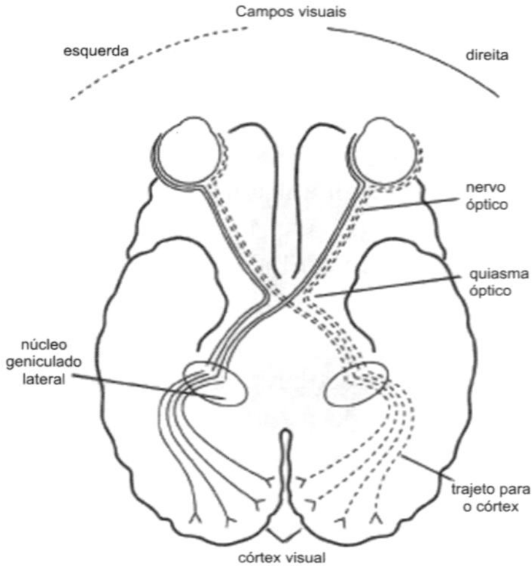

13. Trajeto óptico – do olho ao córtex. Informações sobre o mundo visual esquerdo são transmitidas para o lado direito do cérebro, e vice-versa. Como os campos visuais dos olhos sobrepõem-se na frente, essa divisão é atingida pela classificação dos axônios das células ganglionares da retina, e isso requer que eles estejam olhando para os campos visuais esquerdo ou direito. Assim, alguns axônios do olho direito vão para o lado direito do cérebro, enquanto outros seguem para o lado esquerdo. A classificação ocorre no quiasma óptico. Os axônios da retina prosseguem para os núcleos geniculados laterais, onde as primeiras sinapses são formadas com neurônios visuais no cérebro.

retina. As respostas de neurônios do geniculado lateral são integradas ao córtex para produzir alta responsividade a bordas e barras com alto contraste claro-escuro. É importante ressaltar que os neurônios do córtex primário respondem melhor a barras e bordas apresentadas em determinado ângulo de orientação dentro do campo receptivo. Regiões adjacentes do mundo visual projetam-se a neurônios adjacentes no córtex, e as propriedades das respostas dos neurônios que compartilham a mesma posição na superfície do córtex visual também compartilham respostas semelhantes a estímulos visuais. Há uma organização funcional sistemática dentro e através do córtex. Por exemplo, os neurônios excitados pela mesma orientação mais adequada são organizados em colunas verticais. Entre as colunas de orientação adjacente, ocorre uma mudança sistemática gradual de preferência de orientação, de sorte que todas as orientações em torno de 360º são representadas a cada milímetro dentro do mapa do mundo visual no córtex visual primário. Isso garante que todas as partes do mapa do córtex visual contenham neurônios que são excitados por todas as orientações.

Informações visuais parcialmente processadas agora são direcionadas a várias outras regiões do córtex associadas à visão. Nessas áreas visuais extraestriatais, os mapas visuais do mundo visual externo são repetidos diversas vezes. Parece que o cérebro prefere manter neurônios individuais que recebem informações sobre objetos adjacentes no mundo externo próximos entre si também no mundo interno do córtex. Aqui, aspectos e características mais complexos são atribuídos às informações visuais.

À medida que a integração e o processamento de informação visual avançam no cérebro, as propriedades de resposta tendem a ficar mais complexas. Por exemplo, um neurônio cortical nos estágios iniciais do processamento pode responder apenas a uma borda de determinada orientação apresentada em uma parte específica do campo visual. Em função disso, muitos neurônios semelhantes devem representar, de maneira distribuída, as diversas orientações que compõem a complexidade do mundo visual. Em estágios mais avançados, os neurônios podem responder a uma borda de determinada orientação apresentada em qualquer lugar do campo visual. Isso sugere uma organização hierárquica do processamento neuronal de imagens e do reconhecimento de objetos no córtex, uma ideia que, quando seguida até a sua conclusão lógica, levou à extravagante proposição de que existe um neurônio no cérebro que só responde à sua avó (a infame hipótese da célula-avó). Todavia, é improvável que as percepções visuais sejam construídas pelo processamento seriado de informações de barras orientadas, com profundidade, movimento, adicionando cor, identificando a forma do objeto, sua localização, direção e taxa de movimento, textura, e assim por diante. Cada um desses componentes da visão é processado separadamente em partes distintas do córtex visual primário e do visual extraestriatal. É preciso apenas uma fração de segundo para reconhecer um rosto ou objeto familiar,

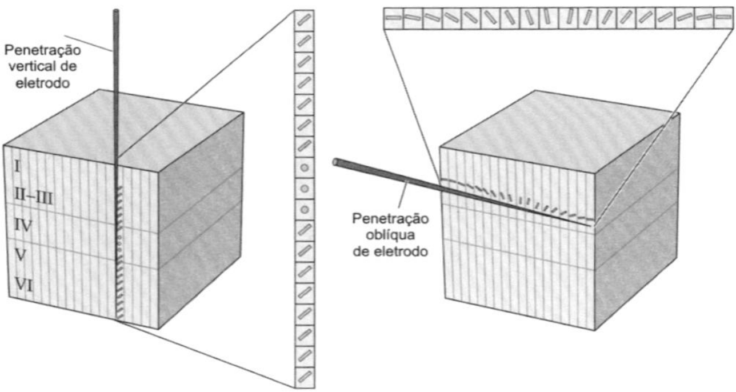

14. Organização colunar no córtex visual primário. Um eletrodo que passa verticalmente pelo córtex visual primário (imagem à esquerda) encontrará neurônios com a mesma orientação preferencial. Um eletrodo que se move horizontal ou obliquamente (à direita) encontrará uma série de neurônios cujas orientações preferenciais se alteram de modo sistemático. Na camada IV do córtex, não há neurônios seletivos à orientação (indicado por círculos).

bem menos tempo do que seria necessário se o reconhecimento dependesse do processamento de informações de modo seriado, ou seja, uma característica por vez. Porém, o problema com a noção de processamento paralelo é que nosso entendimento mais sofisticado da visão deriva de registros elétricos de um único ou de poucos neurônios. Por mais importantes que sejam esses experimentos, eles não explicam como pedaços díspares de informação, cada qual tratado separadamente e em diferentes partes do cérebro, são agrupados no reconhecimento visual de uma banana voadora, por exemplo.

Como os neurônios representam diferentes percepções visuais, permitindo o reconhecimento aparentemente imediato de objetos familiares, esta continua sendo uma das mais importantes perguntas sem resposta da neurociência. No entanto, pesquisas recentes e fascinantes sobre o reconhecimento de pessoas e prédios famosos ofereceram uma nova perspectiva sobre essa questão. Atualmente, há duas hipóteses conflitantes sobre esse problema, divididas entre os que defendem que o sistema de codificação é disperso/distribuído ou esparso. A maioria dos neurocientistas acredita que as percepções estão dispersas sobre populações de neurônios que exigem ativação quase simultânea para a geração de perceptos visuais. Segundo essa ideia, neurônios individuais na população responderiam a características semelhantes contidas em muitas imagens nitidamente diferentes. Em outras palavras, a atividade de qualquer neurônio individual não é uma representação explícita de um objeto específico. Contudo, uma minoria de neurocientistas alega que, em nível de neurônios individuais, o sistema de codificação é explícito e bastante seletivo. De acordo com essa ideia, a atividade dos neurônios de reconhecimento visual não é distribuída, mas sim "esparsa", ficando cada vez mais espalhada conforme um objeto é decifrado. Portanto, para o partido dos esparsos, a codificação envolve a ativação de cada vez menos neurônios, já que a atividade neuronal representa combinações cada vez mais seletivas de características de objetos. Porém, aqueles que argumentam a favor da codificação esparsa talvez sejam injustamente acusados de crer na noção simplista de que o cérebro tem um neurônio separado para cada objeto reconhecível, até mesmo para nossa própria avó.

Estudos que lançam luz sobre essa questão – e desafiam a atitude desdenhosa em relação aos partidários da teoria esparsa – utilizaram a gravação de neurônios individuais no lobo temporal médio (LTM) do córtex em pacientes humanos submetidos a tratamento para epilepsia intratável. Os sujeitos viram fotografias de estrelas de cinema e de prédios famosos enquanto a atividade de neurônios individuais no LTM era gravada. Um dos neurônios respondeu quando sete imagens bem distintas da mesma atriz, Jennifer Aniston, foram exibidas. Contudo, em uma amostra extraordinária de seletividade e discriminação, o mesmo neurônio não respondeu a imagens de Jennifer com seu ex-marido, Brad Pitt. Esses resultados mostram que neurônios individuais podem apresentar uma consistência incrível de responsividade entre diversas imagens do mesmo objeto. Em alguns casos, um neurônio responderia ao objeto e à palavra que o representa. Por exemplo, um neurônio respondeu seletivamente a diferentes imagens da Opera House de Sydney e à série de caracteres "Sydney Opera", mas não ao conjunto de caracteres "Torre Eiffel". Esse estudo, relatado por Quiroga e colaboradores, defende a ideia de que, em estágios avançados da transformação de informações visuais em reconhecimento de coisas ou pessoas familiares, a codificação é notadamente esparsa. Além disso, pode-se detectar "invariância" – a capacidade que nosso sistema perceptual tem de reconhecer o mesmo objeto de qualquer perspectiva, tanto na luz quanto na sombra – na atividade de neurônios individuais. Porém, isso não significa que o trajeto de reconhecimento visual do cérebro não dependa de padrões de atividade distribuídos entre populações de neurônios. Não obstante, reforça a posição dos que não mostram desdém pela ideia de codificação esparsa da "célula-avó"; afinal de contas, Jennifer Aniston pode, com o tempo, tornar-se avó.

Embora para a visão consciente o mais importante destino primário pré-cortical de informações oriundas do olho seja o geniculado lateral, há outros alvos que recebem informação direto da retina. Alguns axônios das células ganglionares da retina deixam o trato óptico antes de atingir os núcleos do geniculado lateral e formam um trajeto separado que têm por destino uma região no cérebro chamada de pré-tecto. Lá, eles ativam uma resposta reflexiva à luz brilhante que causa a contração dos músculos constritores da íris, reduzindo o diâmetro da pupila. Como o reflexo é bilateral, então as duas pupilas são contraídas ao mesmo tempo, ainda que a luz brilhante entre em apenas um olho. Outro alvo importante para os axônios das células ganglionares da retina é uma região do hipotálamo relevante nas funções corporais que apresentam um ritmo dia e noite (circadiano).

Os alvos hipotalâmicos e pré-tectais não exigem detalhes espaciais do mundo visual, mas apenas uma representação dos níveis gerais de luz. Por esse motivo, esses alvos, em contraste com o geniculado lateral, não recebem entrada da retina organizada como um mapa espacial. Na verdade, algumas células ganglionares da retina que os têm como alvo conseguem responder diretamente à luz. Portanto, não precisam estar conectadas aos bastonetes e cones fotorreceptores.

Percepções que levam a ações

Um grupo de axônios da retina propaga-se do olho até uma estrutura cerebral chamada de colículo superior, que tem a importante função de alterar a direção do olhar de um objeto que o cérebro considera interessante para outro. Para realizar essa tarefa, o colículo superior precisa relacionar mapas visuais e motores entre si, e sua estrutura em camadas sugere como isso é atingido. A camada superficial tem, projetado sobre si, um mapa bidimensional do mundo visual, de modo que cada ponto na superfície é excitado por um estímulo visual em determinada parte do mundo. As camadas mais profundas constituem mapas motores que correspondem ao mapa sensorial visual localizado bem acima delas. Essas camadas de maior profundidade são mapas motores, no sentido de que a atividade em um local específico do mapa visual está logo acima das camadas motoras que podem gerar um rápido movimento ocular sacádico no exato ponto do espaço visual que ativou o mapa visual. As camadas motoras são responsáveis por iniciar as explosões de impulsos nervosos nos neurônios motores, o que faz com que a direção do olhar mova-se rapidamente de um ponto fixo para outro.

Essa organização garante que, quando um objeto potencialmente interessante aparecer no campo visual periférico, ele ativará neurônios na parte correspondente do mapa visual. Esses neurônios serão adjacentes (logo acima) à parte do mapa motor que pode mover os olhos, trazendo o novo objeto para a fóvea e permitindo que o cérebro possa analisá-lo em maior detalhe. O fato de que as camadas estão em registro garante que as conexões mais curtas entre as camadas produzam a rotação apropriada dos olhos para fixar, através da visão, o novo objeto.

Trata-se de um mecanismo neural simples e elegante, mas não "fisicamente conectado". Se fosse, todos os objetos novos de nosso mundo visual acionariam um movimento automático dos olhos em sua direção; é claro que isso não acontece, nem é desejável. As conexões diretas entre as camadas superficiais e profundas do colículo superior garantem que os movimentos oculares desejados pelo cérebro sejam gerados de forma muito rápida. O sistema envolve um atraso mínimo entre algo novo que surge, a decisão dos centros do cérebro superior de olhá-lo com mais detalhe e sua fixação pelos olhos.

Já vimos como a visão e a audição interagem no cérebro para produzir percepções. Elas também estão associadas ao início de ações que redirecionam nossos sentidos para o que quer que exija nossa atenção a seguir. Vimos que os movimentos oculares são influenciados por objetos novos que aparecem no campo visual periférico. Eles também são afetados pelo som: nossa tendência é querer olhar para o que estamos escutando. Nossa capacidade de desviar o olhar para uma fonte sonora depende do sistema auditório cerebral, que deve localizar com precisão o som, e assim vai integrando informações vindas de ambos os ouvidos.

Uma maneira importante de se conseguir isso para frequências sonoras abaixo de um quilo-hertz (cerca de dois oitavos acima do dó médio em um piano) requer que o cérebro detecte diferenças minúsculas no tempo de chegada do som nos dois ouvidos. Se uma fonte sonora estiver diretamente à frente ou atrás dele, estará equidistante de cada ouvido e som e, portanto, chegará a cada ouvido ao mesmo tempo. Se o som estiver voltado diretamente para um dos lados, digamos à esquerda, chegará ao ouvido esquerdo antes do direito e será percebido como se estivesse vindo do lado do ouvido dominante. A diferença de tempo interaural para um som que chega direto de um lado é o máximo que pode atingir, uma vez que, em qualquer outra posição, a diferença de tempo será próxima a

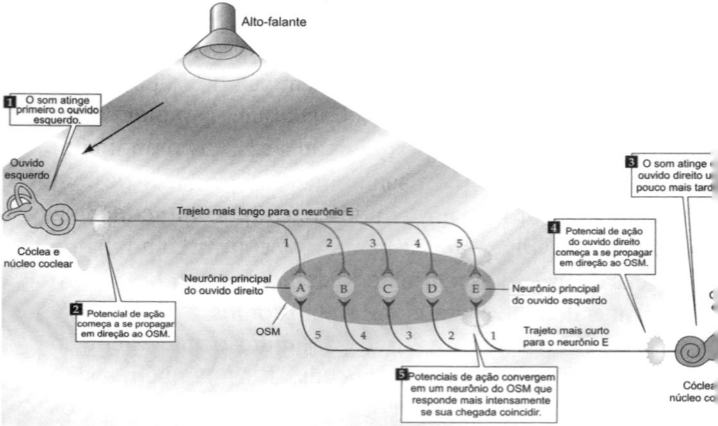

15. Localização sonora por detecção em coincidência. Esse diagrama ilustra como os neurônios (de A a E) em uma parte do cérebro chamada de núcleo olivar superior medial (OSM) calculam a localização de um som pela diferença do tempo de chegada de um som nos ouvidos esquerdo e direito. Na ilustração, a fonte sonora está mais próxima ao ouvido esquerdo. O neurônio mais sensível a um som nesse local será o neurônio E. Isso acontece porque o trajeto mais longo até E, a partir da esquerda, compensa a ativação atrasada do ouvido direito. Portanto, os potenciais de ação convergem no neurônio E ao mesmo tempo (por coincidência), e essa excitação dupla de E sinalizará a localização do som para o cérebro. Outros neurônios, quando ativados por entrada coincidente da esquerda para a direita, sinalizam outras localizações.

zero, como acontece quando a fonte está logo à frente ou atrás. A diferença de tempo interaural máxima pode ser calculada com a velocidade do som no ar (340 m/s) e a distância entre os ouvidos. Essa diferença não será maior que algumas centenas de milionésimos de segundo. Os humanos conseguem detectar uma diferença de tempo de apenas dez milionésimos de segundo (dez microssegundos), um tempo associado a uma mudança na posição de uma fonte sonora de apenas um grau.

É impressionante como o cérebro consegue estar ciente de diferenças tão pequenas, pois ele atinge discriminação de microssegundos usando neurônios que operam com precisão de milissegundos. Esse feito é realizado em uma parte do tronco encefálico chamada de núcleo olivar superior medial (OSM). Aqui, os sinais que se originam nos ouvidos esquerdo e direito convergem em neurônios individuais que só respondem quando excitados ao mesmo tempo da esquerda e da direita. Em outras palavras, esses neurônios são detectores de coincidências.

O sistema calcula as diferenças no tempo de chegada de um som nos dois ouvidos, visto que distintos neurônios detectores de coincidências são sensíveis a diferentes atrasos de tempo interaural. Para fazer isso, os neurônios são organizados anatomicamente de tal forma que os sinais resultantes de um som que chega ao ouvido esquerdo a, digamos, cem microssegundos antes de atingir o direito são enviados por trajetos neurais de diferentes comprimentos. As diferenças de comprimento no trajeto introduzem atrasos distintos, que são dispostos de modo que os sinais inicialmente separados no tempo convergem em um neurônio detector de coincidências ao mesmo tempo. Tal neurônio será excitado pela coincidência de sua entrada excitatória e, portanto, seu disparo representará um tempo interaural de cem microssegundos, com predominância do ouvido esquerdo. Dessa maneira, o cérebro interpretará o disparo desse neurônio como um som vindo da esquerda. Muitos detectores de coincidências nos OSM esquerdo e direito calculam, para o cérebro, a localização no espaço de sons com frequência um pouco baixa.

Para frequências acima de dois quilo-hertz, o cálculo da fonte sonora é mais direto, pois para frequências altas a cabeça lança uma sombra acústica significativa. Portanto, o som oriundo da esquerda parece mais alto no ouvido esquerdo do que no direito. Assim, o cérebro é equipado com informações sobre a localização de uma fonte sonora por dois cálculos neurais diferentes: um que depende da diferença de tempo interaural, e outro que depende da intensidade sonora interaural. Os trajetos que medeiam esses dois cálculos convergem no mesencéfalo, fornecendo a localização percebida de uma fonte sonora. Essa informação é necessária para redirecionar nossa atenção, se assim o quisermos.

Sentidos internos também controlam ações

Nossas ações são influenciadas por sensações que se originam no corpo, das quais geralmente não temos consciência. Esses sentidos são importantes porque informam ao cérebro a posição de nossos membros, força e comprimento muscular, pressão sanguínea, temperatura corporal, fome e sede, e assim por diante.

O fato de que estamos cientes de apenas uma pequena fração das muitas sensações das quais dependem nossas ações executadas de modo suave e eficiente pode ser ilustrado com o exemplo a seguir. Imagine que a sede começa com uma decisão de beber um copo d'água. Você pega um copo vazio, segura-o embaixo de uma torneira e deixa a água escorrer. Não questionamos nossa capacidade de segurar o copo em uma posição fixa, apesar do fato óbvio de que ele fica cada vez mais pesado à medida que se enche de água. Como fazemos isso? Adotando uma solução deselegante, você poderia gerar muita tensão nos músculos antagonistas do braço e firmar a posição da articulação do cotovelo. Usando um método mais inteligente, você poderia observar o fluxo de água no copo e tomar a decisão de aumentar a taxa de disparo de neurônios motores para ajustar a força muscular necessária para compensar o peso crescente do copo. Logo, nunca é preciso exercer mais energia do que necessário para segurar o copo. Essa solução para a tarefa exigiria um monitoramento visual consciente da taxa do fluxo de água e, a seguir, de acordo com a experiência com esse tipo de tarefa, a antecipação da taxa de aumento da força muscular necessária para compensar o aumento calculado do peso do copo.

O córtex visual pode até ter poder de computação para solucionar com facilidade o problema de encher o copo, mas na verdade o cérebro delega o problema para um nível bem inferior do sistema nervoso. Assim, não precisamos estar conscientes dos cálculos triviais envolvidos no simples ato de obter um copo d'água. É possível saciar a sede de modo instintivo, baseando-se em um sentido que nunca entra na consciência, a saber, a capacidade de monitorar o comprimento dos músculos esqueléticos. Estruturas sensoriais especiais, chamadas de fusos musculares, são incorporadas na trama de nossos músculos esqueléticos e monitoram o comprimento do músculo. Essa informação possibilita a compensação automática dos músculos para cargas crescentes.

Para ver como isso funciona, vamos considerar o bíceps e o tríceps, músculos antagonistas que afetam a articulação do cotovelo. Conforme o peso do copo aumenta, o bíceps se alongará um pouco, excitando neurônios sensoriais nos fusos musculares e fazendo com que disparem impulsos nervosos com frequência maior. Essa informação sobre a mudança de comprimento é transmitida para a medula espinhal por axônios sensoriais, que formam sinapses excitatórias com neurônios motores que enervam o bíceps. Em consequência disso, o bíceps gera mais força, compensando a carga aumentada. A sensibilidade dos fusos musculares é tão alta que o comprimento desejado dos músculos do bíceps é restaurado com rapidez e a posição da mão é mantida, mesmo no caso de uma carga com aumento rápido. Além de excitar os neurônios motores flexores, os neurônios sensoriais dos fusos do bíceps também excitam os interneurônios inibitórios na medula espinhal. Estes reduzem a atividade dos neurônios motores que enervam o músculo antagonista (tríceps). Assim, ao mesmo tempo em que o bíceps está produzindo mais força, o músculo tríceps gera menos.

O reflexo que responde ao alongamento muscular é um dos sistemas de controle automático incrivelmente úteis, operando ao nível da medula espinhal. Os circuitos neurais da medula espinhal subjacentes a esses reflexos habilitam o cérebro a iniciar movimentos intencionais complexos sem ter que se preocupar em especificar com exatidão como os neurônios motores devem agir. A medula espinhal também contém circuitos neurais não reflexivos que aliviam a responsabilidade do cérebro pela coordenação de movimentos corporais e dos membros durante a locomoção. Estão envolvidos nesse processo complexos padrões repetidos de atividade dos neurônios motores que coordenam as contrações de muitos músculos, como o simples ato de caminhar. Mais uma vez, vemos que o cérebro não desempenha nenhuma função na orquestração dos detalhes do padrão rítmico de atividade neural necessária para caminhar ou correr. Os circuitos neurais na medula espinhal, chamados de geradores de padrão central, produzem os padrões básicos adequados de atividade motora para cada modo de andar. A retroalimentação sensorial de receptores musculares e articulares faz o ajuste fino do padrão básico, reforçando-o e fazendo ajustes para variações de terreno.

Capítulo 6

É disso que as memórias são feitas

Nossa capacidade de modificar o comportamento em resposta às experiências da vida é compartilhada por todos os animais, sendo um reflexo da disposição do cérebro em aprender. Graças à aprendizagem de resultados na formação de memórias e em humanos, esse processo atinge sua forma mais sofisticada. Isso nos permite associar criativamente reflexões diferentes sobre o passado, gerar novas ideias e, sobretudo, adquirir a linguagem como um meio de expressão e comunicação. A memória exige que o cérebro seja fisicamente alterado pela experiência, e é tal propriedade extraordinária que possibilita o pensamento, a consciência e a linguagem. Afinal, o que sabemos sobre a memória, sua natureza, sua localização precisa no cérebro e suas causas? O que de fato é alterado no cérebro quando aprendemos e lembramos algo?

Tipos de memória

Todos nós reconhecemos que há muitos tipos diferentes de memória. A distinção mais básica é entre a memória de curto prazo e a de longo prazo. Quando pensamos sobre isso, a maior parte de nossas memórias deve ser transitória, porque poucas das muitas experiências que temos durante um dia normal são lembradas por muito tempo, nem precisam sê-lo. Isso não deve ser considerado uma falha ou deficiência dos sistemas cerebrais de memória. Pelo contrário, as memórias temporárias são essenciais ao processo de compreender o significado de eventos à medida que ocorrem no presente. Esse tipo de memória de curtíssimo prazo para situações vivenciadas agora é conhecido como memória de trabalho; ela nos permite compreender o que está sendo lido ou entender o significado do que acabou de ser dito em uma conversa. Podemos pensar na memória de trabalho como um reservatório de baixa capacidade que está sempre cheio, com as sensações fluindo de modo contínuo com quase a mesma velocidade com que são esquecidas. Uma memória só precisa estar no reservatório por tempo suficiente para que se entenda o que está acontecendo no presente. Dessa perspectiva, vemos que o esquecimento, longe de ser um problema, para muitos propósitos do dia a dia é um elemento absolutamente essencial e ativo do processo de interagir com um ambiente em transformação de maneira eficiente. A memória de trabalho é uma forma indispensável da memória temporária; é uma janela da compreensão em movimento que nos permite entender o presente em termos de passado recente.

É importante destacar que a memória de trabalho desempenha uma função central na compreensão da linguagem falada e escrita. Ela permite acompanhar o significado no fluxo de palavras conforme são ouvidas ou lidas. Tal associação íntima entre essa forma de memória e a linguagem é reforçada por estudos de imagens do cérebro que indicam que a memória de trabalho associada à linguagem está localizada nos lobos frontal e parietal do córtex cerebral, no mesmo lado do cérebro usado para a fala (esquerdo).

Algumas informações armazenadas por um curto prazo podem ser importantes o suficiente para serem lembradas por um longo tempo e, portanto, devem ser transferidas para uma modalidade mais estável de armazenamento. Neurocientistas e psicólogos que tentam entender como as memórias de longo prazo são formadas constataram que elas não necessariamente seguem um trajeto gradual em que a probabilidade de esquecer torna-se cada vez menos provável. Em vez disso, parece que a aprendizagem ativa um processo descontínuo que envolve duas fases e mecanismos físicos distintos. Parece que as memórias de curto prazo, como a memória de um número de telefone ouvido há pouco, têm uma representação física instável importante no cérebro. As memórias selecionadas para consolidação incorporam-se em um armazenamento mais ou menos permanente, que deve ser representado por alterações bem mais robustas na composição cerebral química e física.

Muitos fatores contribuem para determinar se memórias específicas de curto prazo são transferidas para o armazenamento de longo prazo ou simplesmente esquecidas. De modo surpreendente, nossas experiências não precisam ser importantes para serem lembradas por bastante tempo. Por exemplo, todos nós estamos familiarizados com o fenômeno da "memória flash", a memória vívida que temos do que estávamos fazendo quando, por exemplo, vimos pela primeira vez a notícia do ataque de 11 de setembro ao World Trade Center. É claro que nos lembramos dos detalhes importantes daquele evento lamentável, mas também lembramos dos fatos triviais associados ao que estávamos fazendo naquele momento. Essas são memórias que, em circunstâncias normais, com certeza teriam sido esquecidas em pouco tempo. A memória flash mostra que a associação emocional é um potente facilitador da formação da memória de longo prazo. Existem outros facilitadores de formação da memória permanente, a maioria dos quais infelizmente exige mais ação deliberada de nossa parte, como prática e ensaio exaustivos.

A distinção entre memória de curto e longo prazo é um ponto de partida para pensar em como o cérebro é alterado pela formação de uma memória. Devemos presumir que os dois tipos de memória exigem que algo físico no cérebro – suas propriedades químicas e/ou elétricas –

seja alterado. Para memórias de curto prazo, as mudanças são transitórias, ao passo que as alterações associadas às memórias de longo prazo devem ser permanentes. Tudo indica que elas precisariam de mecanismos distintos para a sua formação, e estudos experimentais em animais sustentam essa conclusão. A experimentação animal também mostra que a formação da memória envolve alteração ou modificação das propriedades de sinapses em circuitos neurais. Também pode ser necessária a formação de novas sinapses e mudanças na excitabilidade elétrica dos neurônios. Quanto à distinção entre a formação da memória de curto e longo prazo, experimentos mostram que, em todos os casos, a diferença subjacente mais importante entre os mecanismos é que a de longo prazo exige um diálogo entre as sinapses e genes, enquanto a de curto prazo não. Voltarei aos mecanismos físicos de formação da memória permanente, mas antes é importante considerar os diferentes tipos de memória de longo prazo de uma perspectiva psicológica.

A vida seria difícil sem a capacidade de armazenar e lembrar com segurança diversos fatos corriqueiros, nomes de amigos e conhecidos, números de telefone, o caminho do trabalho ou da escola para casa etc. Essas memórias são explícitas ou semânticas e constituem nosso conhecimento declarativo. Sabemos que os neurônios são células nervosas, que Edimburgo é a capital da Escócia, que a água transforma-se em gelo a zero grau e que precisamos ferver a água para tomar uma xícara de chá. O conhecimento declarativo é fundamental ao entendimento de como as coisas funcionam e, por conseguinte, à compreensão do mundo em que vivemos. Trata-se de um corpo de conhecimento que nos ajuda a regular o comportamento de acordo com – e dependendo de – memórias factuais confiáveis. Habilidades de navegação, por exemplo, dependem de nossa capacidade de implantar um complexo armazenamento de conhecimento declarativo, inclusive memórias espaciais detalhadas e representações do mundo. Presumimos que todos os fatos que constituem nosso conhecimento das coisas devem ser armazenados de modo organizado para que sejam úteis. Embora isso ainda não tenha sido demonstrado, parece provável que o cérebro armazene nossas memórias semânticas como módulos que apresentam algumas ligações lógicas entre si, sendo agrupados por categoria, por exemplo. Quando tentamos lembrar algum fato, como o nome de um conhecido, nosso cérebro sabe onde encontrar a memória porque ela pertence a uma determinada categoria que é armazenada em uma localização específica ou tem um endereço único no cérebro.

Contudo, os bancos de memória de nossos cérebros fazem muito mais por nós do que apenas armazenar uma série de fatos úteis. Uma importante categoria não factual da memória é o conhecimento processual. Trata-se da consequência de aprender a fazer algo difícil, como andar de bicicleta, tricotar ou tentar amarrar os cadarços. Essas, é claro, são tarefas difíceis de adquirir; porém, depois de aprendidas, nunca mais serão esquecidas, mesmo sem uma prática ocasional. Logo, parece que o conhecimento ou a informação necessários para a execução de rotinas motoras ou procedimentos muito complexos é, de alguma forma, registrado em um robusto armazenamento permanente da memória. As partes do cérebro envolvidas na aquisição de habilidades motoras complexas são os gânglios da base e o cerebelo. Habilidades motoras são parte essencial de nosso armazenamento de memória, mas é difícil descrever o "know-how" em palavras. Nesse sentido, diz-se que a memória é implícita: não se pode explicar como se anda de bicicleta, enquanto é possível explicar eficientemente à memória explícita como fazer um chá.

A memória episódica corresponde a nossas memórias de eventos ou episódios passados. Observemos que a memória para episódios difere em pontos importantes da nossa lembrança de fatos. Em primeiro lugar, podemos adquirir uma memória para um fato gradualmente – aprender um novo número de telefone, por exemplo, pode exigir várias tentativas. Mas um episódio lembrado, como uma visita ao zoológico na infância, é uma memória para um evento singular que aconteceu apenas uma vez e não existe a possibilidade de aprender o evento por meio de ensaios. Em segundo lugar, um fato é um fato; portanto, nossa memória semântica para um novo número de telefone é verdadeira ou falsa. A memória pode ser verificada com facilidade, e a memória verdadeira de duas pessoas para o mesmo número será a mesma, é evidente. Memórias episódicas não são verificadas tão facilmente assim. Eu e minha irmã podemos ter memórias muito distintas daquela visita ao zoológico. Por isso, as memórias episódicas são pessoais, muito seletivas, idiossincráticas e até mesmo falsas, mas também podem ser complexas e semelhantes a um filme por natureza. Elas constituem as histórias que contamos a nós mesmos sobre nosso passado, são as situações que escreveríamos em nossa autobiografia. As memórias episódicas podem ser recordadas deliberadamente ou acionadas por estímulos sensoriais evocativos. Um estímulo evocativo bastante poderoso da memória episódica é o sentido do olfato. Por que isso acontece não está claro, pois o olfato não é bem desenvolvido nos seres humanos e está associado a centros cerebrais primitivos no hipotálamo (veja o Capítulo 5).

Já que podemos nos surpreender com uma memória evocada de um episódio do qual não tínhamos consciência de ter acontecido, há uma incerteza em relação a quanto de nosso passado é armazenado sem estar normalmente disponível. A evocação de recordações vívidas das quais não havia consciência de terem sido memorizadas sugere que nem tudo é acessível por tentativas deliberadas de lembrança. Uma evidência disso foi demostrada pela primeira vez na década de 1940 pelo neurocirurgião norte-americano Wilder Penfield (1891-1976). Ele estudou medicina em Oxford, onde, em 1914, foi inspirado pelo influente neuropsicólogo britânico Charles Sherrington (1852-1957), o cientista que cunhou os termos neurônio e sinapse e cujo trabalho sobre vários aspectos do sistema nervoso de mamíferos rendeu-lhe o Prêmio Nobel em 1932. Em 1934, Penfield fundou o Instituto de Neurologia de Montreal, onde realizou muitas operações em pacientes epilépticos conscientes, nos quais ele criava um estímulo elétrico em pequenas regiões do córtex cerebral. Durante as cirurgias, os pacientes relatavam memórias detalhadas de eventos ocorridos há muito tempo. Quando ele estimulava a mesma área reduzida de novo, a mesma memória surgia na mente do paciente, memórias sobre coisas ou fatos que, do contrário, não seriam lembrados.

Esses experimentos mostraram que as memórias episódicas poderiam não ser prontamente recordáveis, mas alguns os interpretaram de maneira equivocada, pensando que significavam que todos os episódios passados eram armazenados. No entanto, o mais importante é que Penfield descobrira a primeira evidência de uma base física da memória. O fato de que a mesma memória era evocada por estímulos repetidos no mesmo local sugeria que memórias específicas, além de ter uma base física, também tinham uma determinada localização física no cérebro.

O "onde" da memória

Como vimos, várias classificações são usadas para descrever diferentes tipos ou categorias de memórias. As categorias não são apenas um sistema de classificação conveniente de interesse puramente acadêmico. A memória de trabalho explícita, por exemplo, está associada ao córtex pré-frontal. É provável que o hipocampo seja a parte do cérebro onde as memórias de trabalho são transferidas para memórias explícitas de longo prazo.

A lesão no hipocampo previne a formação de novas memórias declarativas, mas não afeta a capacidade que o cérebro tem de aprender novas habilidades processuais. O hipocampo também está envolvido no armazenamento de memórias espaciais necessárias para uma navegação eficiente. Em ratos e camundongos, ele contém neurônios – conhecidos por células de localização – que disparam explosões de potenciais de ação quando o animal está em determinado local. Quando a transmissão sináptica no hipocampo é interrompida, os animais não conseguem aprender a navegar entre labirintos. A imagiologia cerebral estrutural (ressonância magnética) indica que o hipocampo armazena mapas mentais detalhados que nos ajudam a navegar. Um fato interessante é que, quanto mais informação espacial é armazenada no hipocampo humano, maior fica a estrutura. Por exemplo, os taxistas londrinos, que armazenam grandes volumes de informação espacial, têm hipocampos bem maiores do que pessoas que não dirigem táxis; além disso, essa é a única região cerebral afetada. Para a memória processual ou motora, o hipocampo não parece ser necessário. A aprendizagem de tarefas motoras complexas envolve o córtex motor e sensorial, os gânglios da base e o cerebelo. Assim, diferentes tipos de memórias são adquiridos e armazenados por regiões cerebrais distintas.

Uma contribuição ao entendimento de onde as coisas acontecem são as técnicas de imagiologia, como RMf e PET, que podem identificar as partes do cérebro que ficam ativas enquanto tarefas simples são realizadas ou aprendidas. Embora seja muito importante saber onde acontecem a aprendizagem e a memória, uma questão muito mais relevante e crucial é saber como nossas memórias são armazenadas, ou seja, qual é a natureza biológica de uma representação física da memória no cérebro?

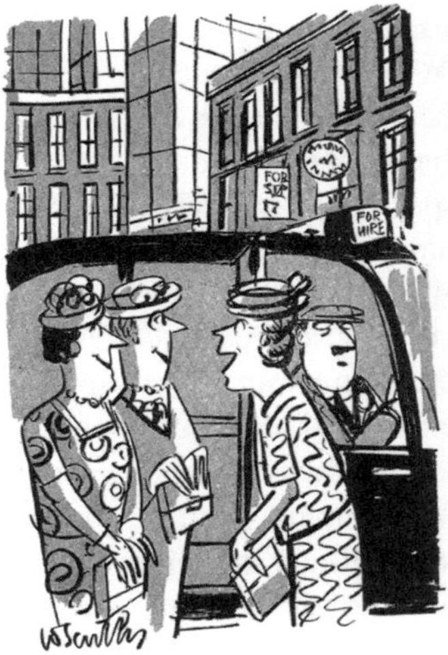

"Estamos com sorte! Ele conhece um cinema que está exibindo um filme de classificação livre."

16. Taxista

O "como" da memória

É difícil – se não impossível – estudar diretamente os mecanismos físicos da formação e do armazenamento da memória no cérebro humano. Isso significa que nunca entenderemos a base física da memória humana? Talvez não, porque se pode quase certamente obter mais informações sobre a base física da formação da memória humana por meio do estudo de cérebros bem mais simples do que o nosso. Já vimos como nosso conhecimento atual sobre a sinalização elétrica no cérebro humano depende de experimentos realizados em um axônio gigante da lula, um molusco. No campo da aprendizagem e da memória, veremos em breve que outro molusco – a lesma marinha – forneceu um modelo quase ideal para estudar os mecanismos mais básicos da formação da memória no cérebro.

Há muitos outros exemplos desse tipo na biologia moderna. Por exemplo, quase tudo o que sabemos sobre herança, DNA e código genético baseia-se em experimentos conduzidos em sujeitos improváveis e modestos, como a ervilha-de-cheiro, a drosófila (mosca da banana) e algumas espécies de bactérias e vírus. Essa estratégia de reducionismo funciona de modo tão eficiente porque os sistemas biológicos são bastante conservadores. Tanto que meus genes e os seus usam o mesmo código genético que os vermes, as moscas, os crisântemos, as leveduras e até os micetozoários, enquanto nossos neurônios usam os mesmos mecanismos de sinalização elétrica e química que a maioria dos mais humildes animais. A estratégia reducionista na biologia moderna teve um enorme êxito ao explicar o complexo e, ao mesmo tempo, investigar o relativamente simples. Será possível, então, que exista, entre os mais modestos animais da natureza, um exemplo simples de aprendizagem e memória que iluminaria os segredos da base física de nossa própria memória?

O desafio de encontrar um modelo animal ideal em que uma base física da formação da memória pudesse ser revelada foi aceito na década de 60 por Eric R. Kandel, que tinha formação em psiquiatria e começara seus estudos de aprendizagem e memória em mamíferos. Quando Kandel iniciou sua busca por um modelo simples de formação da memória, não havia certeza alguma de que a abordagem reducionista lançaria luz sobre algo tão sofisticado quanto a memória em animais superiores, incluindo os humanos. No ano 2000, Eric recebeu o Prêmio Nobel de Fisiologia ou Medicina por suas descobertas de importância universal sobre como as memórias são formadas em um animal muito mais simples do que o homem.

A pesquisa de Kandel concentrou-se em uma lesma marinha gigante chamada de *Aplysia californica*. O cérebro da aplisia tem cerca de 20 mil neurônios, sendo que alguns deles são visíveis a olho nu. Ela consegue aprender e, mais importante ainda, os mecanismos e princípios envolvidos em sua formação de memórias de curto e longo prazo são conservados em todo o reino animal, até mesmo no homem. O comportamento que Kandel e seus colaboradores selecionaram como objeto de estudo é um reflexo protetor em que a lesma marinha recolhe sua brânquia até a segura cavidade do manto em resposta a um leve toque em outra parte do corpo, chamada de sifão. Se o estímulo ao sifão for repetido uma série de vezes, o reflexo de fuga da brânquia fica mais fraco até o ponto em que o animal ignora o estímulo do toque. A sensibilidade decrescente ao estímulo repetido é conhecida como habituação, sendo uma forma bastante simples de aprendizagem encontrada em todos os animais, inclusive nos humanos. Ela é nitidamente um mecanismo comportamental adaptativo, uma vez que evita dispensar atenção a estímulos que, devido à repetição e à evidente falta de consequência, apresentam pouco ou nenhum perigo, interesse ou importância. O tique-taque de um relógio de pêndulo em uma sala pequena, por exemplo, pode ser bem alto, mas nos habituamos a ele rapidamente, e o som parece diminuir de intensidade.

Outro tipo de aprendizagem, visto em humanos e na lesma marinha, é a sensibilização, que ocorre quando estamos expostos a um estímulo inesperado ou bastante desagradável. Depois de um estímulo como esse, nossa atenção é alertada ou sensibilizada, e é provável que fiquemos mais responsivos ao que pode ter sido antes considerado um estímulo inócuo. Entenderemos isso em termos humanos se, mais uma vez, considerarmos o tique-taque do relógio de pêndulo, um som ao qual ficamos habituados. Imaginemos que, de repente, o relógio emitisse um som agudo, ou que sentíssemos algum outro estímulo assustador. Agora, nossos sentidos estão aguçados e imediatamente ficamos cientes do tique-taque do relógio mais uma vez. A sensibilização reverteu os efeitos da habituação de modo abrupto. Se nada mais perturbador acontecer, logo ficaremos habituados ao relógio e de novo "aprenderemos" a ignorar seu tique-tique. Em geral, o efeito de sensibilização de um único estímulo de alerta tem duração curta, talvez de apenas alguns minutos. Nesse caso, a sensibilização é uma mera forma de memória de curto prazo. Porém, se o estímulo de alerta for repetido uma série de vezes, nossos sentidos podem ficar aguçados durante dias, fazendo com que a sensibilização seja uma forma de memória de longo prazo.

Usando o paradigma simples da habituação e da sensibilização, Kandel estudou os dois tipos mais básicos de memória – de curto e de longo prazo. O mais importante é que ele pôde observar com precisão o que estava acontecendo em neurônios e em sinapses individuais enquanto se formava a memória. Primeiro, Kandel demonstrou que o reflexo de recolhimento da brânquia da aplisia pode ser sensibilizado por um único choque elétrico intenso na cauda. Após o choque, o recolhimento defensivo da brânquia em resposta ao fraco estímulo do sifão é muito mais forte. Assim, um único choque origina uma memória na forma de uma responsividade aumentada ou sensibilizada, que dura apenas alguns minutos. A seguir, Kandel repetiu o choque na cauda cinco vezes, em ensaios espaçados, e converteu a memória de curto prazo em uma memória de longo prazo que perdurou por dias. Esses sofisticados experimentos comportamentais forneceram uma demonstração importante de que a aplisia exibe modos de aprendizagem que levam à formação de memórias de curto e longo prazo, as quais são, em essência, bastante semelhantes a modos correspondentes de aprendizagem em humanos. O que agora se fazia necessário eram evidências de que isso era mais do que mera semelhança; de que realmente havia uma conservação verdadeira dos mecanismos físicos ou moleculares subjacentes à formação da memória entre a aplisia e os mamíferos.

Nos mamíferos, sabia-se que os requisitos bioquímicos para a formação de memórias de curto e longo prazo diferiam fundamentalmente, pois a de longo prazo exige a síntese de novas proteínas. O mesmo resultado foi encontrado com exatidão na aplisia, ou seja, a sensibilização de longo prazo do reflexo de recolhimento da brânquia exigiu a síntese de novas proteínas, o que não ocorreu para a sensibilização de curto prazo. Essa foi a primeira evidência inequívoca de que o maquinário molecular básico subjacente à formação da memória na aplisia e nos mamíferos poderia ser o mesmo. Porém, na aplisia, como o seu sistema nervoso é muito simples, havia uma esperança realista de que os mecanismos celulares e moleculares básicos da memória poderiam ser determinados já na primeira vez.

A rede neuronal que controla o reflexo da brânquia é a própria simplicidade. Os neurônios sensoriais que enervam o sifão – e que respondem ao toque – criam sinapses diretas nos neurônios motores, os excitam e fazem com que a brânquia seja recolhida. À primeira vista, esse circuito neural poderia parecer invariável demais e pouco complexo para que a aprendizagem ocorresse. No entanto, existe uma outra classe de neurônio associada ao circuito que age no lugar exato onde os neurônios sensoriais criam sinapses com os neurônios motores da brânquia. O estímulo de sensibilização na cauda excita esses neurônios e, quando inibidos, os efeitos de sensibilização do estímulo na cauda são bloqueados. Portanto, a ativação desses neurônios é necessária para a formação da memória de sensibilização. Embora essas células-chave, chamadas de "neurônios modulatórios", não tenham participação direta na geração do comportamento, elas modulam (alteram) o tamanho e a duração da resposta comportamental. Na ausência de atividade nos neurônios modulatórios, a lesma marinha é capaz de realizar o recolhimento defensivo da brânquia com perfeição, mas a intensidade da resposta ao toque no sifão não pode ser aumentada no curto ou longo prazo por choques na cauda.

O entendimento do papel dos neurônios modulatórios transformou-se na principal tarefa para explicar como a intensidade do reflexo da brânquia era modificado pela experiência. Foi precisamente isso que Kandel e seus colaboradores conseguiram fazer. Tais experimentos mostraram que a ativação do neurônio modulatório reforçava as sinapses pré-existentes entre os neurônios sensoriais e os neurônios motores. O toque no sifão agora produzia uma resposta reflexiva aumentada. Além disso, eles demonstraram que o neurotransmissor do neurônio modulatório é a serotonina (também conhecida por 5HT) e que, quando um único jato de serotonina é direcionado à sinapse do neurônio sensorial para o neurônio motor, a sinapse era reforçada por alguns minutos – assim como ocorre quando a cauda é estimulada por um único choque. Se quatro ou cinco jatos de serotonina são enviados em sequência, o resultado é um fortalecimento de longo prazo da sinapse. Logo, a serotonina sozinha pode substituir o choque na cauda, produzindo memória sináptica de curto ou longo prazo, dependendo de quantos jatos (um único ou cinco espaçados) são direcionados à sinapse. Por consequência, as perguntas sobre a formação da memória estavam reduzidas a entender com exatidão como a serotonina, um neurotransmissor encontrado em todos os animais, inclusive no homem, fortalece uma conexão sináptica no curto e longo prazo.

Kandel demonstrou que o denominador comum que explica a memória de curto e longo prazo na aplisia é o onipresente segundo mensageiro chamado de AMP cíclico (veja o Capítulo 3), cuja síntese nos neurônios sensoriais é ativada pela ação da serotonina liberada dos neurônios modulatórios. Quando o AMP cíclico é injetado nos neurônios sensoriais, ele imita os efeitos dos jatos de serotonina.

Agora devemos perguntar como o AMP cíclico opera no neurônio sensorial e como ele causa a memória de curto prazo em resposta a um único jato de serotonina e a memória de longo prazo após alguns jatos. Isso é muito complicado, mas a ideia básica é que o AMP cíclico ativa um tipo importante de enzima chamada de quinase, que modifica as propriedades de determinadas proteínas-alvo adicionando a elas uma molécula de fosfato; o termo para isso é fosforilação de proteínas. O alvo dessa modificação no neurônio sensorial é uma proteína do canal de potássio. Talvez você se lembre que um canal de potássio é importante na fase decrescente do impulso nervoso (veja o Capítulo 3). Vale ressaltar que, no neurônio sensorial, a forma fosforilada desse canal comporta-se de modo mais lento, e tal lentidão atrasa a restauração do potencial de repouso do neurônio sensorial. O resultado final disso é um prolongamento do potencial de ação no neurônio sensorial e, portanto, mais neurotransmissores são liberados pelo neurônio sensorial. Assim, a sinapse do neurônio sensorial com o neurônio motor da brânquia é fortalecida.

Enfim, chegamos – após uma complexa cadeia de eventos, iniciada pelo choque na cauda, fortalecemos uma sinapse e modificamos o comportamento do animal a curto prazo. Trata-se apenas de uma memória de curto prazo, porque enzimas especiais removem com rapidez fosfatos das proteínas, fazendo com que regressem a seu estado original e restaurando a força sináptica de volta ao seu nível inferior pré-sensibilização. Observemos que, para a formação de uma memória de curto prazo, há uma exigência de modificação de proteínas em nível local na sinapse, mas não existe a necessidade de que novas proteínas sejam sintetizadas.

Isso já era esperado, pois sabia-se, há algum tempo, que as memórias de curto prazo são formadas mesmo quando toda a síntese proteica é evitada. Porém, o bloqueio da síntese de novas proteínas previne a formação da memória de longo prazo, o que é tão válido para a aplisia quanto para nós.

A síntese proteica é iniciada após a ativação de um gene, e os genes residem no núcleo do corpo celular, o que, para um neurônio, pode ser muito distante das sinapses. Kandel precisava então explicar como um fortalecimento de longo prazo de uma sinapse, que exige o envolvimento do núcleo, poderia ser atingido pela aplicação repetitiva da serotonina à sinapse, e não ao corpo celular. A conclusão inevitável era a de que os eventos locais na sinapse devem, de alguma maneira, iniciar um diálogo com o corpo celular remoto e seu núcleo. A conversação entre sinapse e núcleo resulta na ativação da informação genética necessária para a síntese da nova proteína exigida pela sinapse para fortalecê-la no longo prazo. As etapas iniciais no processo devem ser as mesmas necessárias para a memória de curto prazo, porque a síntese do AMP cíclico estimulada pela serotonina resulta na formação de memórias de curto e longo prazo, dependendo se a serotonina é fornecida apenas uma vez ou em uma sequência de vezes. Após a entrega repetida de serotonina, o nível de quinase ativada por AMP cíclico é muito maior, o que permite a ocorrência de uma etapa fundamental: a formação da memória de longo prazo. Essa etapa essencial é o transporte da sinapse para o corpo celular de moléculas de quinase que foram ativadas pelo AMP cíclico.

Uma vez no corpo celular, as quinases ativadas entram no núcleo, onde, em cooperação com outras moléculas semelhantes, modificam proteínas especiais que interagem diretamente com o DNA e, com isso, regulam a expressão de determinados genes. Por meio desse mecanismo, alguns genes são ativados no mesmo instante (chamados de genes precoces imediatos), enquanto outros são ativados mais tarde. Na aplisia, as proteínas que resultam desse processo de ativação de genes são transportadas de volta à sinapse, onde são usadas para manter a força das sinapses já afetadas por efeitos locais do AMP cíclico e criar novas conexões sinápticas. Isso significa que, na aplisia, a conversão de uma memória de curto em longo prazo envolve o reforço das alterações de curto prazo na força sináptica e a criação de novas sinapses, o que, por sua vez, exige a síntese de novas proteínas.

Os mecanismos da memória são universais

Que lições aprendemos dos vários experimentos refinados sobre o comportamento e o cérebro relativamente simples da lesma marinha? Para mim, destacam-se basicamente duas conclusões. Primeiro, vimos que um alvo fundamental da mudança adaptativa no cérebro de qualquer animal é a sinapse. A mudança – ou plasticidade – sináptica é essencial à aprendizagem e à formação da memória. A sinapse química tem um maquinário molecular embutido cuja única função é alterar a força dessa sinapse. Ela também incorpora a capacidade de se comunicar com o genoma da célula, com o propósito explícito de realizar mais mudanças ou consolidar mudanças de curto prazo feitas em nível local na sinapse. A sinapse é capaz de iniciar um diálogo com os genes, que resulta em novas proteínas transportadas de volta à sinapse, tudo no interesse da plasticidade sináptica. Vista dessa perspectiva, a sinapse é um participante responsivo, dinâmico e ativo do processo crucial de responder ao ambiente em transformação. Os neurônios não são agrupados com o equivalente biológico das ligas de solda de um circuito elétrico. As juntas não são fixas; elas apresentam flutuação de força de acordo com a experiência. Por isso, o comportamento é adaptado de forma contínua conforme as experiências mais recentes do ambiente à nossa volta, que está em constante mutação.

Segundo, vimos que, inseridos na própria estrutura do genoma, há mecanismos moleculares que possibilitam a alteração do padrão da expressão gênica no cérebro por experiências. Esse é um exemplo de como a distinção entre inato e adquirido é de pouca utilidade para pensar sobre como funciona o cérebro. Consideremos esta pergunta: nossas capacidades mentais são determinadas pelos genes ou pelo ambiente – são inatas ou adquiridas? Mesmo assim, a própria natureza do cérebro é o maquinário que o habilita a responder de modo adaptativo ao que é adquirido. Nossa capacidade de aprender com as experiências, de nos beneficiar do que adquirimos, deve-se à maneira como nossos genes são projetados para responder à experiência.

Descrevi, com algum detalhe, experimentos realizados na simplória lesma marinha. Apesar de serem fascinantes, será que eles ajudam a entender como as memórias se formam em um cérebro tão complexo como o nosso? Um diálogo entre sinapses e genes, por exemplo, está envolvido na formação dos tipos complicados de memórias humanas explícitas e implícitas antes discutidos? Afinal, será possível que os mesmos tipos de neurotransmissores, receptores, mensageiros secundários e até os mesmos genes sejam tão importantes à formação da memória humana como no caso da lesma marinha?

A resposta resumida a essas questões é sim, e é improvável que Eric Kandel tivesse recebido o Prêmio Nobel por seu trabalho se a resposta fosse negativa. É claro que há diferenças nos detalhes, mas, ao nível de células, moléculas e genes, os mecanismos da formação de memória em lesmas e em seres humanos têm semelhanças notáveis, se não idênticas. Retornemos, por exemplo, ao cérebro dos mamíferos e ao hipocampo, uma estrutura que, nas pessoas com memórias espaciais acima do normal (como os taxistas londrinos), é fisicamente maior. O hipocampo dos mamíferos está envolvido na memória espacial explícita e na consolidação de memórias de curto prazo em um armazenamento de prazo mais longo. Embora para a memória espacial não esteja pefeitamente claro como as informações são armazenadas no hipocampo, está bem-estabelecido, no cérebro de ratos e camundongos, que determinadas conexões sinápticas no hipocampo são fortalecidas após explosões de estímulos aplicados em neurônios pré-sinápticos. Logo, no hipocampo existem sinapses cuja intensidade pode ser fortalecida por atividade. Assim como na aplisia, uma única explosão de atividade resulta em fortalecimento sináptico de curto prazo, que não exige a síntese de novas proteínas, enquanto séries repetidas de estímulos resultam em um fortalecimento duradouro que, por sua vez, demanda a síntese proteica.

As semelhanças entre os mecanismos de fortalecimento sináptico na lesma e nos mamíferos são impressionantes. Ambos têm fases independentes e dependentes de síntese proteica, correspondendo a efeitos de curto e longo prazo na força sináptica. Ambos incluem ativação de quinases e fosforilação de proteínas sinápticas. Nos dois casos, a consolidação dos efeitos de longo prazo sobre a transmissão sináptica requer um sinal molecular semelhante da sinapse para entrar no núcleo a fim de ativar outras proteínas que regulam a expressão de genes específicos. Por fim, em ambos os casos, as novas proteínas sintetizadas como consequência da expressão gênica alterada resultam na estabilização da força das sinapses existentes e na formação de novas sinapses.

Nosso entendimento do que as memórias são formadas ao nível de mecanismos celulares e moleculares é muito sofisticado. É avançado o bastante para que possamos esperar, de maneira razoável, que esse conhecimento leve ao desenvolvimento de drogas "inteligentes" para melhorar nossa capacidade de aprendizagem e, talvez, até auxiliar na lembrança de memórias estabelecidas. Tais drogas poderiam, por exemplo, aprimorar a eficiência de neurotransmissores envolvidos na ativação de genes necessários para a formação da memória de longo prazo. Porém, devemos ser cuidadosos. Em relação aos níveis mais altos de organização da memória, somos, em boa parte, ignorantes. Sabemos pouco sobre como as memórias são selecionadas para armazenamento de longo prazo, como diferentes memórias são categorizadas ou como o cérebro disponibiliza as memórias para lembrança fácil. Existem drogas que melhoram marginalmente o desempenho da memória, sendo que a maioria delas está relacionada à nicotina, o ingrediente aditivo do tabaco. Essas e outras drogas podem oferecer algum nível de melhoria cognitiva aos idosos que sofrem de perda de memória; porém, benefícios mais significativos baseados em medicamentos dependerão de uma maior compreensão dos mecanismos fundamentais da formação da memória, lembrança e esquecimento do que temos hoje.

Então, o melhor conselho a alguém que queira melhorar a capacidade da memória e da lembrança é continuar a aprender. Como vimos, o cérebro é uma máquina plástica e responsiva excepcional. Ao estabelecer novas memórias, ele produz novas proteínas e forma novas sinapses; algumas regiões do cérebro crescem em resposta às demandas de armazenamento de mais informações. Contudo, assim como envelhecemos e perdemos força muscular, também perdemos força cerebral, em parte porque os neurônios morrem com o tempo e não podem ser substituídos. No entanto, o exercício físico pode melhorar drasticamente o condicionamento físico de jovens e idosos, e a neurociência moderna tem demonstrado que o exercício mental pode ter um efeito semelhante no bem-estar de nossos cérebros plásticos. A mensagem que se tira disso é “use-o ou perca-o”.

Capítulo 7

O cérebro partido: invenção e intervenção

Uma das áreas mais empolgantes e potencialmente benéficas da pesquisa cerebral é a interface entre a neurociência e as ciências físicas da engenharia, tecnologia da informação e robótica. Nesse âmbito, as ciências biológica e física convergem em uma nova aliança criativa que visa explorar semelhanças e diferenças entre a maneira como os cérebros e os computadores funcionam. Os potenciais benefícios dessas pesquisas são tão variados quanto importantes. Eles incluem a possibilidade de criar híbridos cérebro-máquina para restaurar as funções sensoriais e motoras do cérebro lesionadas por doenças ou acidentes. Esses dispositivos também podem expandir as capacidades do cérebro normal, tornando o homem biônico da ficção científica uma realidade. Além disso, a sinergia entre neurociência e ciência da computação é capaz de criar uma nova geração de agentes com inteligência artificial, robôs móveis autônomos, por exemplo, para realizar trabalhos que preferiríamos não fazer. Nessa nova área de pesquisa interdisciplinar, há oportunidades científicas e médicas em duas direções diferentes. Por um lado, a ciência da computação pode ser usada para nos ajudar a entender e controlar as operações cerebrais. Por outro, o conhecimento acerca de como o cérebro funciona pode nos ajudar a projetar computadores melhores.

O interesse dos cientistas da computação pelas neurociências é compreensível. Afinal, alguns aspectos do que o cérebro faz podem ser considerados "computacionais", e o computador digital é uma metáfora convincente do cérebro. No entanto, devemos tomar cuidado para não ver o cérebro como um computador, assim como comparamos o coração a uma bomba. O coração não é como uma bomba; ele é uma bomba. O cérebro não é um computador; pelo menos ainda não. É possível saber tudo sobre o funcionamento do coração se entendemos seu funcionamento como uma bomba. Não podemos falar sobre o cérebro da mesma forma. Se nosso modelo de funcionamento cerebral for dominado pela referência ao modo como funcionam os computadores, não conseguiremos entender o cérebro por definitivo, porque a coisa mais interessante que ele faz – o "pensamento" – é essencialmente um processo não computacional.

Portanto, apesar de ser, em alguns aspectos, semelhante a um computador, o cérebro consegue realizar tarefas que para os computadores e os robôs, em maior ou menor grau, são impossíveis, mas que os engenheiros adorariam atingir artificialmente. Considere, por exemplo, a tarefa mundana de passar o aspirador de pó em um quarto infantil. Com certeza, a inteligência artificial de ponta, o software de reconhecimento de padrões e a robótica que capacitaram a NASA a colocar um explorador móvel na superfície de Marte seriam mais do que suficiente para construir um cômodo aspirador de pó robótico e autônomo. Porém, não conseguimos ainda criar um aspirador de pó com esperteza suficiente para encarar um quarto de criança. Os robôs não pensam e, além disso, não temos nem ideia sobre como escrever um programa para o pensamento. Não seria possível programar um robô para limpar um quarto infantil porque não se pode escrever um algoritmo para a mente do inquilino. Seria preciso formalizar o que, na visão de mundo da criança, é lixo e o que é tesouro, e isso não é possível. Para tornar a tarefa ainda menos atingível, os tesouros da criança são alvos em movimento; o tesouro de hoje pode virar o lixo de amanhã. Em resumo, para essa tarefa comum, é preciso dispor de uma teoria sobre a mente da criança que habita o quarto. Do contrário, será gasto mais tempo para recuperar objetos pequenos, mas sem preço, de dentro do aspirador cheio de pó do que seria necessário para limpar o quarto.

A capacidade limitada dos dispositivos baseados em silício em imitar até mesmo o comportamento natural simples levou muitos de nós a pensar em uma maneira de tornar os computadores mais orgânicos. A esperança é de que a inteligência artificial mais potente, mais parecida com a forma natural, talvez seja possível se os agentes artificiais incorporarem mecanismos de processamento de informação não linear, que são característicos de cérebros reais. Embora seja fácil se deixar levar pelas capacidades impressionantes de desempenho dos computadores modernos, nem a NASA confia em seu explorador marciano robótico para que aja por conta própria, guiado apenas pela inteligência de seus computadores integrados. A inteligência por trás desse robô era humana, há cerca de cem milhões de quilômetros de distância e operando um controle (bastante) remoto. A NASA não poderia confiar que o robô se comportasse de modo autônomo, não porque seus computadores eram pequenos demais, mas porque nenhum computador atual de qualquer tamanho é um substituto adequado para a inteligência humana. O supercomputador mais potente do mundo pesa uma tonelada, é do tamanho de uma sala média e consome energia a uma taxa maior que um milhão de vezes a do cérebro humano; apesar disso, não é páreo para o cérebro em nenhuma medida de inteligência criativa.

Embora possamos esperar a continuação do ritmo de progresso em potência computacional, a inteligência verdadeira não irá emergir. Se os computadores continuarem a seguir a lei de Moore – a densidade dos componentes em um computador dobra a cada dezoito meses –, inevitavelmente estarão no rumo de exceder a densidade de informação dos componentes do cérebro humano, talvez até o fim desta década. Porém, mesmo que a lei de Moore tenha validade ilimitada, não há nenhuma evidência de que apenas isso levará à emergência de inteligência semelhante à humana em uma máquina. Uma razão parece ser a de que a relação entre complexidade, desempenho e informação necessária para construir computadores e cérebros não é nada comparável para os dois tipos de máquina. O cérebro de uma mosca contém cerca de cem mil neurônios, o que exige instruções de construção contidas em quase vinte mil genes. Um cérebro humano com dez milhões de vezes mais componentes pode ser construído com instruções contidas em apenas duas vezes o número de genes (o genoma humano contém cerca de quarenta mil genes). É evidente que o cérebro humano é em muitas ordens de magnitude mais complexo do que o cérebro de uma mosca, porém o mais importante é que a maior complexidade é acompanhada de um conjunto completamente novo de propriedades. O cérebro humano é uma máquina de pensamento criativo; o da mosca, com certeza, não o é.

Não há dúvida de que estamos construindo computadores cada vez mais complexos e rápidos a uma velocidade que impressiona. Contudo, mesmo os cérebros artificiais mais complexos não se aproximam da eficiência ou da capacidade do cérebro de uma mosca. Todo o voo de uma mosca por um arbusto pode ser alterado com alta velocidade usando um computador integrado do tamanho de um ponto final. Tente substituir seu cérebro por um supercomputador amarrado nas costas da pobre mosca – moscas esmagadas não voam! Computadores convencionais são tão ineficientes e demonstram tamanha falta de inteligência inerente que não é surpresa alguma constatar que os cientistas da computação estão agora voltando sua atenção para a neurociência em busca de inspiração na criação de uma nova geração de máquinas eficientes e inteligentes.

Há duas maneiras por meio das quais a neurociência pode ser utilizada para informar desenvolvimentos futuros em ciência da computação e inteligência artificial. Na primeira, mecanismos neurais biológicos são simulados em dispositivos de silício. Na segunda, neurônios reais e redes neuronais reais cultivadas *in vitro* interagem diretamente com dispositivos de silício.

Nossa tendência em considerar semelhanças entre dispositivos biológicos e aqueles feitos pelo homem, uma tradição adotada por Descartes (veja o Capítulo 2), já serviu de fonte de inspiração para importantes desenvolvimentos na ciência da computação. Os cientistas da computação foram audaciosos em tomar emprestados termos e conceitos da neurociência no projeto de dispositivos de silício chamados de "redes neurais artificiais" (RNAs). Nas RNAs, entidades semelhantes a neurônios são conectadas em redes extensas, onde integram entradas até atingir um limiar de disparo de saída, comportando-se tal como neurônios reais em redes neurais reais. As redes artificiais podem ser treinadas para reconhecer e responder a padrões complexos de entrada, podem ser configuradas para funcionar como os sistemas nervosos artificiais de robôs móveis ou podem "evoluir" pela aplicação de algoritmos genéticos para incorporar processos adicionais emprestados da ciência cerebral.

Tais dispositivos representam claramente uma tentativa indireta de incorporar uma abstração do meio biológico do cérebro em um sistema completamente artificial. Na melhor das hipóteses, as RNAs convencionais simulam uma versão bastante simplificada do sistema de comunicação cerebral de neurônio a neurônio. Como vimos no Capítulo 3, nem tudo sobre o sistema de sinalização pode ser atribuído apenas ao esquema elétrico sináptico. Contudo, as RNAs convencionais incorporam versões artificiais de neurotransmissão modulatória ou comunicação não sináptica. Tentativas de simular o sistema de comunicação química do cérebro resultaram em uma nova geração de RNAs inspiradas por pesquisas recentes demonstrando que os neurônios podem comunicar-se sem ser sinapticamente por meio da liberação de gases difusos, como o óxido nítrico (NO). O NO é produzido por neurônios especiais e espalha-se em todas as direções em um volume do cérebro que pode conter muitos outros neurônios e sinapses afetados por ele. A função essencial aqui, simulada por uma RNA "GasNet", é que, com o uso de um transmissor difuso, um neurônio pode afetar outro sem estar conectado ou ligado "sinapticamente" a ele. As GasNets incluem conectividade ou ligação sináptica como as RNAs convencionais, mas também simulam comunicação modulatória gasosa. Por meio dessa modalidade adicional de comunicação, as GasNets demonstraram ser mais adaptativas do que redes convencionais que se baseiam apenas na simulação de conectividade sináptica.

Há dois modos pelos quais as GasNets superam em desempenho as redes artificiais convencionais. Primeiro, usando a mesma potência computacional, elas empregam menos neurônios e têm uma arquitetura mais simples do que as redes artificiais convencionais, o que as torna mais eficientes. Segundo, e mais importante, sua criação é muito mais fácil pela aplicação de um algoritmo genético. Para dar um exemplo, um algoritmo genético pode ser usado para desenvolver sistemas nervosos artificiais para robôs autônomos móveis. A vantagem dessa abordagem evolutiva artificial é que não precisamos utilizar técnicas convencionais de engenharia de projeto na criação do cérebro do robô. Só é preciso especificar a tarefa comportamental que se deseja que o robô realize. O algoritmo genético gera uma população (a primeira geração) de cérebros em que os circuitos e os mecanismos neurais são especificados por um código computacional de longas séries de números zero e um. Essas sequências podem ser consideradas DNA digital, gerando o código "genético", ou seja, as instruções para a estrutura e a função dos cérebros artificiais. Cada robô na população é testado quanto à sua competência na tarefa, e um escore de aptidão é atribuído a cada um deles. No início, nas primeiras gerações, é natural que o teste de aptidão permita dizer que o desempenho de um indivíduo é um pouco menos sofrível do que outro. Segue-se a isso um procedimento de acasalamento explicitamente elitista, em que os indivíduos com maior pontuação fazem sexo simulado. Pares de robôs trocam partes de seu "DNA", que são recombinados na produção de instruções para os cérebros da geração seguinte. Nesse estágio, mutações são incorporadas de forma aleatória nas instruções (alteração de alguns zeros para um e de um para zero). Esse processo resulta em uma população de descendentes um pouco melhores ou "mais aptos", que são mais uma vez testados, com a aplicação de um critério de aptidão mais rigoroso. Em cada teste de aptidão, indivíduos com desempenho fraco na população são destruídos, por assim dizer.

Quanto mais complexa a tarefa, mais gerações precisarão ser testadas antes que a tarefa comportamental seja realizada de maneira satisfatória. Porém, o número de gerações é, no mínimo, dez vezes menor se o algoritmo genético estiver usando uma GasNet, em vez de uma RNA convencional. Portanto, parece que, pela simulação de difusão e modulação, além da conectividade sináptica, as GasNets têm o potencial de apresentar um desempenho superior ao das RNAs convencionais. Isso é bastante encorajador, pois sugere que, se formos mais além e incorporarmos mecanismos neurais ainda mais realistas nas RNAs, poderemos aumentar as chances de criar agentes artificiais adaptativos e, talvez, mais naturalmente inteligentes. Vale ressaltar que, nessa abordagem evolutiva, os dispositivos computacionais acabam sendo bem diferentes daqueles produzidos pela sabedoria convencional de projetos atuais de computação digital.

É possível imaginar que máquinas pensantes, inclusive com consciência, possam evoluir usando algoritmos genéticos? Afinal, não temos ideia de como projetar uma máquina dessas. Então, por que tentar entender o processo quando se pode desenvolvê-lo sem conseguir compreender a relação entre a estrutura e suas propriedades? Isso é reminiscente de nosso nível atual de entendimento de como o cérebro real pensa.

Na segunda e ainda mais audaciosa estratégia, a tecnologia do chip de silício é explicitamente combinada com biologia pelo cultivo de uma rede de neurônios reais no chip. Dessa forma, os dispositivos de silício podem comunicar-se com os neurônios e vice-versa. O objetivo definitivo é construir, a partir de células nervosas interagindo com um meio eletrônico, um computador superinteligente com capacidade de raciocinar como um ser humano. É possível imaginar um computador orgânico de neurônios vivos, uma prótese para o cérebro, derivando sua energia do oxigênio e de nutrientes de modo eficiente? Estamos longe dessa meta, mas uma série de laboratórios, inclusive o meu, está tentando cultivar neurônios para que possam ser manipulados e conectados a dispositivos de silício – híbridos de tecnologias baseadas em carbono e silício. Assim, os futuros computadores poderão aproveitar a dinâmica de processamento de informação não linear dos neurônios e, com isso, tornar-se inteligentes de verdade.

Os problemas práticos dessa tecnologia futura apresentam um desafio enorme, e as duas abordagens a uma

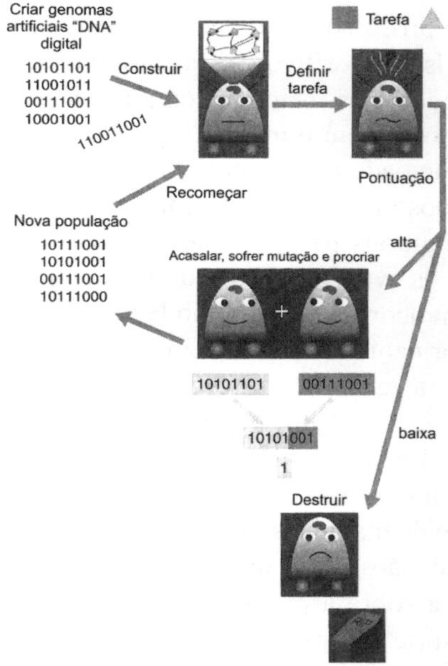

17. Evolução artificial do cérebro de robô. Cérebros artificiais capazes de resolver problemas do "mundo real", que os robôs possam encontrar, podem ser criados por um processo inspirado na evolução de cérebros reais por seleção natural. Cada indivíduo em uma população de redes neurais artificiais está sujeito a um teste de aptidão; nesse caso, identificar triângulos e navegar em sua direção, evitando os quadrados. Indivíduos com pontuação alta "acasalam" entre si, combinando partes de suas instruções "genéticas" superiores. Mutações também são introduzidas na criação da próxima geração – uma população de indivíduos um pouco superiores. Estes são submetidos de novo ao teste. Após várias centenas de iterações desse ciclo, cria-se um cérebro capaz de guiar o robô de modo confiável até os triângulos. Isso é obtido sem a necessidade de que desenvolvedores de robôs projetem um cérebro para a tarefa ou entendam como funciona o cérebro evoluído.

computação mais orgânica – a simulação e a interface explícita de processos biológicos – estão em fase inicial, mas os sinais são positivos. Está claro que as tecnologias de computador e os métodos computacionais inspirados na biologia oferecem o prospecto real de um salto quântico na capacidade que os sistemas artificiais têm de se aproximar dos níveis de inteligência adaptativa que consideramos naturais para nós mesmos. Isso não significa sugerir que os avanços em tecnologia computacional tradicional têm ocorrido a um ritmo lento ou que são apenas graduais por natureza. Evidentemente, esse não é o caso, uma vez que a velocidade de processamento, a capacidade de memória e a miniaturização avançaram de modo espetacular nas últimas décadas. Porém, podemos argumentar que esse ritmo já deveria ter nos aproximado mais significativamente de máquinas que pensam por si próprias.

Parece não haver dúvida de que a influência da neurociência sobre a próxima geração de computadores trará toda sorte de aplicações benéficas. Entre elas, destacam-se tecnologias médicas que dependem da interface entre o cérebro e os dispositivos eletrônicos artificiais. Alguns deles já estão usando sistemas computacionais convencionais de modo eficiente. No entanto, como esses desenvolvimentos exigem que computadores interajam diretamente com a inteligência artificial, essa é uma área que deve obter grandes benefícios do tipo de tecnologia computacional de inspiração biológica, sobre a qual discutimos e que existirá no futuro.

Máquinas que reparam cérebros partidos

Basicamente, há duas maneiras diferentes da utilização conjunta de cérebros e dispositivos artificiais para fins terapêuticos. Na primeira, o dispositivo implantado estimula eletricamente os neurônios para substituir a função sensorial perdida. Na segunda, um dispositivo eletrônico é colocado sobre, dentro ou próximo ao cérebro e é usado para detectar sinais elétricos de saída dos neurônios. Esses sinais são amplificados e, a seguir, processados em um computador para que possam controlar proveitosos dispositivos externos mecânicos ou eletrônicos. Ao transformar pensamentos em ação, essa tecnologia traz a promessa bastante real de restaurar a função cerebral perdida, especialmente com relação ao restabelecimento do controle voluntário dos movimentos. Em ambos os tipos de entrada (estimulação) e saída (registro/detecção) da interface cérebro-máquina, o computador age como um substituto do cérebro lesionado. Discutirei brevemente as duas abordagens e uma aplicação em que o estímulo do cérebro é influenciado por atividade detectada na saída do cérebro.

O dispositivo de simulação mais direto usado em humanos é o implante coclear. Na maioria dos casos de problemas de audição, as células ciliadas dos receptores sonoros se perdem, mas os neurônios sensoriais que elas excitam e cujos axônios constituem o nervo auditivo permanecem intactos. Com o implante coclear, um pequeno microfone externo captura as ondas sonoras e as transforma em pulsos elétricos, que são enviados, através de feixes de eletrodos multicanais de estímulo, aos neurônios sensoriais na cóclea. Na maior parte das vezes, as ondas sonoras são digitalizadas, de modo que possam ser submetidas a processamento para melhorar a compreensão, principalmente da fala. O estímulo elétrico dos neurônios no nervo auditivo age para converter o sinal gerado de modo artificial em sequências de impulsos nervosos no nervo auditivo que o cérebro interpreta como som. Usando o implante coclear, pacientes com problemas auditivos podem recuperar a audição funcional. Eles conseguem perceber a fala e, quando implantes bilaterais são usados, podem localizar o som (veja o Capítulo 5).

Embora seja uma proposição bem mais desafiadora, talvez seja possível restaurar ao menos a visão parcial em cegos usando um dispositivo protético. Assim como na perda de audição, uma causa comum de distúrbio visual envolve a perda das células receptoras na retina, em vez dos neurônios que transmitem informações ao cérebro. Uma retina artificial pode converter imagens capturadas por uma câmera em padrões de atividade elétrica em um feixe de vários eletrodos. O feixe pode estimular neurônios no trajeto visual do cérebro. Se o trajeto do olho ao cérebro estiver intacto, o implante pode ser usado para estimular as células ganglionares da retina. De forma alternativa, um feixe de estímulo espacialmente coerente pode ser implantado no córtex visual, contornando a retina e explorando o fato de que o mapa do mundo visual – a coerência espacial da cena visual vista pelos olhos – é preservado e projetado no córtex visual.

Interfaces cérebro-máquina que envolvem o estímulo de neurônios também podem melhorar alguns problemas neurológicos, como a doença de Parkinson e a dor crônica. Na doença de Parkinson, após a perda de neurônios na substância negra, as funções de controle motor dos núcleos dos gânglios da base são prejudicadas. Esses gânglios participam da ativação de movimentos intencionais e, nessa doença progressiva, os pacientes sofrem de uma incapacidade frustrante de praticar ações correspondentes a suas intenções. Eletrodos de estímulo implantados nos gânglios da base podem preencher algumas funções de regulação que foram perdidas e trazem melhoras significativas à qualidade de vida dos portadores do mal de Parkinson.

É na combinação de tecnologia de interface cérebro-máquina de entrada e saída que reside a maior promessa de tratamento de epilepsia. Para alguns tipos de convulsão, sinais distintos no córtex precedem o ataque epilético completo, às vezes por minutos. Um disposi-

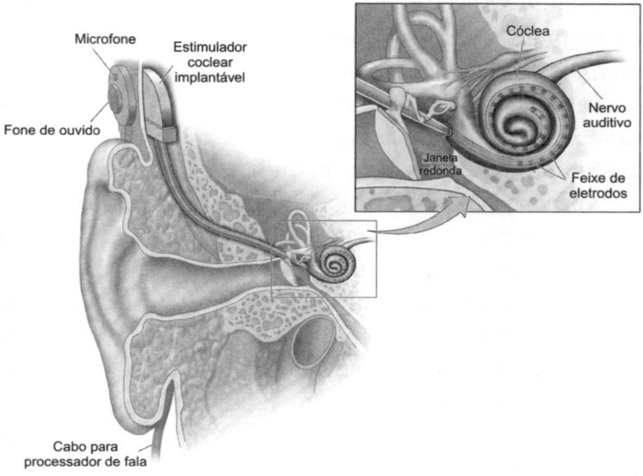

18. Implante coclear. No lugar em que as células ciliadas auditivas que respondem diretamente ao som estão lesionadas ou não conseguem desenvolver-se, os neurônios sensoriais com os quais se comunicam podem ser estimulados diretamente por uma série linear filamentosa de eletrodos conectados a um microfone e processador de som.

tivo de gravação pode reconhecer esses sinais como um anúncio de uma convulsão iminente, e essa informação pode ser usada para alertar o paciente ou para ativar uma interface de estímulo que reduza a gravidade do ataque. O dispositivo pode estimular eletricamente os trajetos neurais que reduzem a atividade epilética cortical ou ativar um sistema integrado de administração de drogas. Nessa aplicação de tecnologia de interface, o paciente não tem um, mas dois cérebros, e o segundo – o computador – é projetado para controlar o biológico, evitando que faça algo prejudicial ao paciente.

Com zelo quase evangélico, Miguel Nicolelis, da Universidade de Duke, nos Estados Unidos, foi pioneiro ao promover esse tipo de tecnologia, à qual ele se refere como "interface cérebro-máquina" (HBMI, *hybrid brain-machine interface*). Ele está bastante otimista de que, no futuro, as HBMIs permitirão que o cérebro controle computadores e outros dispositivos artificiais projetados para substituir funções cerebrais perdidas por lesão ou doença. Os experimentos iniciais de Nicolelis com primatas, que deram a prova de princípio, foram conduzidos em um macaco-coruja fêmea chamada Belle. Explorando a atividade de cerca de cem neurônios em diferentes regiões do córtex do macaco, ele demonstrou que padrões distintos de atividade previam e antecipavam diferentes movimentos específicos. Os padrões que representavam intenções de executar ações precederam as ações específicas por algumas frações de segundo.

Mais recentemente, usando uma espécie do gênero *Macaca*, cujo cérebro assemelha-se mais ao humano, Nicolelis usou padrões de atividade neural registrados na superfície do córtex motor para controlar os movimentos de um braço robótico. Em uma demonstração notável da "mente sobre a máquina", o animal consegue aprender, usando retroalimentação visual, a controlar os movimentos de um braço robótico, movendo-o em determinadas direções em resposta à atividade cerebral associada a movimentos semelhantes de um joystick segurado pela macaca.

A recompensa é um gole de suco de fruta para realizar movimentos com o joystick que guiam o cursor até um alvo na tela do computador. O padrão de atividade cerebral associado a esse movimento é usado para gerar determinado movimento do braço robótico. O macaco acaba percebendo que pode receber a recompensa apenas pelo pensamento ao gerar no cérebro uma intenção de mover o joystick. Essa intenção é, então, traduzida de modo computacional em determinado movimento do braço robótico.

É evidente que há importantes aplicações médicas dessa área de pesquisa. Todavia, além de oferecer uma técnica terapêutica benéfica para o paciente com dano cerebral, as HBMIs têm o potencial de levar a uma melhoria sem precedentes no desempenho do cérebro normal, ampliando consideravelmente a capacidade que o cérebro tem de interagir com máquinas. Essa possibilidade é tanto sedutora quanto assustadora, o que de fato exige uma séria reflexão ética. Uma área de aplicação que merece exame detalhado são as implicações militares da tecnologia HBMI, implicações que não escaparam à atenção da Agência de Pesquisa de Projetos Avançados do Departamento de Defesa dos Estados Unidos, que está financiando pesquisas sobre a interface cérebro-máquina. Novos recursos de armamentos um tanto polêmicos poderiam ser postos sob controle direto dos pensamentos de alguém. Isso oferece uma vantagem sobre o adversário, pois a natural reticência humana que consome tempo e a reflexão ética seriam contornadas pela associação direta entre um pensamento e um gatilho.

Apesar dessas preocupações, a tecnologia HBMI tem o potencial de ser benéfica a pacientes cuja conexão entre as intenções motoras com origem no córtex e a capacidade de movimentar um membro foi prejudicada por uma lesão da coluna vertebral. Na verdade, a ciência médica moderna pode oferecer muito pouco além disso porque, falando da nossa realidade, estamos a décadas de conseguir entender como persuadir o sistema nervoso central a se autorreparar. Embora haja desenvolvimentos sugerindo que as terapias de regeneração oferecem alguma esperança, até que essas terapias sejam eficientes em restaurar a função a trajetos danificados, a tecnologia da interface cérebro-máquina é uma alternativa realista, e o homem biônico não é mais necessariamente exclusividade da ficção científica.

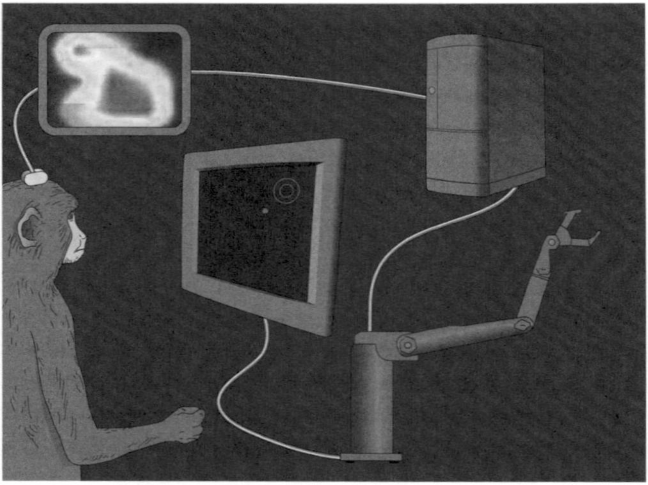

19. O macaco pode ser treinado para usar seus pensamentos e guiar um braço robótico para tentar segurar um objeto.

É natural que os experimentos com macacos, demonstrando que o controle mental de dispositivos protéticos úteis é possível, envolvam procedimentos cirúrgicos invasivos e caros. Além disso, com a tecnologia atual, um paciente precisaria ter o cérebro conectado a algum hardware de computador um tanto inconveniente para decodificar a informação do movimento desejado vinda do cérebro e permitir o controle do dispositivo robótico. Podemos antever que, em um futuro não tão distante, tecnologias sem fio e miniaturização mais avançada permitirão que um membro protético seja controlado sem esforço por intenções de pensamento sem a necessidade de que o paciente esteja amarrado a um computador por cabos inconvenientes. No entanto, o implante de feixes de microeletrodos nas regiões apropriadas do córtex ainda exigirá cirurgia de grande porte.

Esse aspecto invasivo e caro da tecnologia de interface cérebro-máquina estimulou um interesse renovado em técnicas não invasivas que utilizam a eletroencefalografia (EEG). Usando eletrodos colocados no escalpo, a EEG registra a atividade elétrica que reflete as ações adicionadas de milhões de neurônios. Porém, não se sabe ao certo se esses registros podem fornecer informações de alta resolução a respeito das intenções cerebrais. Apesar das dificuldades, está havendo progresso. Jonathan Wolpaw, do Departamento de Saúde do Estado de Nova York, mostrou que pessoas com e sem lesão da medula espinhal podem aprender a controlar seus padrões de EEG e mover o cursor em um monitor de computador. Não há dúvida de que é preciso desenvolver mais trabalho de interface não invasiva de modo mais eficiente. Mas o inevitável custo altíssimo e a natureza invasiva da interface cérebro-máquina pela implantação de eletrodos agirão como a mãe da invenção, e métodos de EEG de alta resolução e não invasivos, associados a treinamento efetivo e paradigmas de retroalimentação, serão substancialmente melhorados.

Há outras maneiras pelas quais a interface cérebro-máquina pode ter seu uso facilitado para o paciente e ser mais eficiente na restauração da função motora perdida. Uma delas poderia dispensar o membro protético robótico e fazer com que a informação sobre intenções corticais fosse usada para controlar os próprios nervos ou músculos motores dos pacientes. Se o computador pode transformar a atividade cortical em um padrão intencional de sinais elétricos enviados aos atuadores de um membro robótico, então ele deve ser capaz de enviar sinais de movimentos específicos a atuadores biológicos – os músculos. É evidente que o controle direto dos nervos ou músculos motores é atraente, pois as lesões que resultam em paralisia geralmente não danificam os circuitos motores da medula espinhal que controlam os movimentos dos membros. Portanto, talvez seja possível estimular os circuitos da medula espinhal para produzir movimentos coordenados dos membros sem a necessidade de visar neurônios motores individuais. Se tiver êxito, essa tecnologia permitirá que o paciente coordene os movimentos com seus próprios pensamentos, apesar da desconexão da ligação biológica entre o cérebro e a medula espinhal.

O cérebro partido pode ser reparado?

Uma série de aplicações da tecnologia de interface cérebro-máquina tem por objetivo restaurar a função motora ou sensorial perdida como consequência de lesão ou doença do sistema nervoso central. Independentemente do êxito que possam ter essas técnicas, é provável que sempre sejam limitadas pela dificuldade de reproduzir artificialmente todas as funções desempenhadas pelos trajetos neuronais interrompidos ou danificados. Uma abordagem alternativa – e preferível por vários motivos – para restaurar a função do sistema nervoso incluirá a tentativa de reparar, em vez de contornar, o trajeto ou a região neural afetado do cérebro.

Isso representa um desafio imenso. Em contraste aos trajetos neurais sensoriais periféricos, que podem se autorreparar e regenerar suas conexões originais após a lesão, os trajetos neurais centrais no cérebro dos mamíferos não conseguem fazer isso. Ainda não sabemos exatamente por que existe essa distinção entre as capacidades de reparo do sistema nervoso periférico e central. São necessárias mais pesquisas para desvendar os mecanismos moleculares e celulares que determinam se os neurônios danificados podem ser reparados ou não, ou se os neurônios mortos podem ou não ser substituídos por novos. Essa é uma área de pesquisa bastante ativa, e só nos resta esperar que em breve resulte em terapias que incentivem os neurônios danificados a regenerar conexões perdidas e que os neurônios mortos sejam substituídos.

Embora o reparo da lesão da medula espinhal e a restauração integral da função após uma lesão desse tipo permaneçam consideravelmente além do escopo da ciência médica atual, linhas frutíferas de pesquisa emergiram e hoje existem boas razões para esperar que, em um futuro não tão distante, a lesão da medula espinhal seja reversível. Grande parte do esforço de pesquisa está direcionada ao entendimento referente a por que o sistema nervoso central é incapaz de se autorreparar. Algumas evidências experimentais apontam para a possibilidade de que isso se deve à presença de sinais moleculares inibitórios e à ausência do tipo de moléculas promotoras de crescimento que estão presentes na periferia. No cérebro adulto, a mielina danificada produz sinais que evitam a regeneração de axônios lesados. Entretanto, no cérebro em desenvolvimento, a mielina dá suporte ao crescimento de axônios jovens e, no sistema nervoso periférico, ela contribui com a capacidade que os axônios periféricos têm de crescer novamente após uma lesão. É como se no sistema nervoso central adulto, mas não no cérebro jovem nem no sistema nervoso periférico, a mielina produzisse substâncias que inibem o recrescimento de axônios, principalmente no local de uma lesão.

Se esses inibidores de crescimento podem ser neutralizados, talvez os axônios centrais lesados se regenerassem e voltassem a encontrar o trajeto até seus alvos. O problema dessa abordagem é que há muitas moléculas inibidoras do crescimento, e apenas algumas delas são conhecidas e caracterizadas. Já foram criados medicamentos para neutralizar algumas das moléculas que inibem o crescimento, mas eles têm um efeito marginal sobre a regeneração. Infelizmente, parece que os efeitos das moléculas inibidoras do crescimento não são apenas cumulativos – um ou apenas alguns deles são suficientes para evitar toda a regeneração. Portanto, em uma terapia eficaz, a maioria dos (se não todos) inibidores derivados da mielina no local da lesão precisa ser neutralizada de modo eficiente para promover a regeneração de um trajeto neural danificado.

Dificuldades técnicas associadas ao fornecimento de um neutralizador eficiente e abrangente de todos os inibidores do crescimento levaram alguns cientistas a buscar promotores de crescimento para auxiliar a regeneração de axônios em torno – ou através – de um local de lesão no cérebro. Essa abordagem, que oferece uma ponte de suporte ao crescimento sobre os obstáculos à regeneração, depende da exploração do ambiente regenerativo onde os neurônios periféricos vivem.

Outra abordagem promissora explora uma exceção à regra de que os neurônios no sistema nervoso central adulto não crescem nem podem ser substituídos. Essa exceção é encontrada no sistema olfativo dos mamíferos. Aqui, novos neurônios continuam a ser produzidos durante a vida adulta. Depois de nascidos, os novos neurônios estendem-se por um axônio até o sistema nervoso central para se conectar com os centros olfativos do cérebro. Axônios olfativos em crescimento são revestidos por uma mielina especial formada pelo único tipo de célula glial capaz de atravessar o limite entre o sistema nervoso periférico e o cérebro. Essas células gliais, chamadas de células gliais olfativas, são únicas, pois permitem que os axônios defendam-se de sinais inibitórios que evitam o crescimento de outros axônios no cérebro. Em 1994, Ramon-Cueto e Nieto-Sampedro, do Instituto Ramon y Cajal de Madri, demonstraram que o implante dessas células especiais fazia com que axônios sensoriais lesados crescessem de novo na medula espinhal, onde conseguiam reconectar-se com seus alvos e restaurar a função sensorial. Agora, muitos outros cientistas já mostraram que as propriedades de promoção de regeneração de células gliais olfativas transplantadas podem até mesmo promover o crescimento axonal em uma medula espinhal lesada. O transplante de células gliais olfativas é uma das estratégias de pesquisa mais promissoras para melhorar o tratamento de lesões na medula espinhal e oferece uma esperança bastante realista de terapia eficaz.

Partido não, mas sem funcionar corretamente

Em alguns casos, o cérebro não está fisicamente partido por lesão, AVC ou outro tipo de problema, mas, ainda assim, continua defeituoso. Sob condições como depressão, ansiedade, amnésia e esquizofrenia, parece que os sistemas de comunicação química do cérebro, e não seus trajetos nervosos, é que são afetados. O mais comum de todos é a depressão, uma condição debilitante que atinge cerca de 20 a 40% dos adultos em algum momento da vida.

Você deve lembrar que existem dois tipos diferentes de mensageiros químicos – ou neurotransmissores – no cérebro. Há os que estabelecem o esquema elétrico cerebral, garantindo rápidas conexões excitatórias ou inibitórias entre neurônios em redes complexas. Esses velozes transmissores funcionam pela ligação com moléculas receptoras especiais que ativam diretamente o fluxo de íons com carga elétrica para dentro ou para fora do neurônio afetado. Acredita-se que a depressão não se origine de uma ruptura na rede neural do cérebro. Em vez disso, parece que o problema reside nos neurotransmissores indiretos e que a depressão é uma condição que reflete certa anormalidade da química cerebral, e não da estrutura cerebral. Transmissores lentos das monoaminas serotonina, noradrenalina e dopamina têm uma forte implicação nos transtornos depressivos. No cérebro de uma pessoa deprimida, existe uma insuficiência desses transmissores. Como isso causa os sintomas da depressão, como perda de interesse pela vida, perda de apetite, transtornos do sono e tendências suicidas, não está completamente entendido, apesar de sabermos que as drogas que elevam os níveis cerebrais de monoamina podem ser um tratamento eficaz para essa doença.

Essa importante classe de drogas é conhecida como inibidores de recaptação seletiva de monoamina, um nome que remete a seu modo de ação. No Capítulo 3, vimos que, após a liberação de neurotransmissores, sua ação deve ser concluída com rapidez para que um mensageiro químico posterior não seja confundido com o anterior. O processo de conclusão da ação do transmissor é chamado de inativação. A inativação para serotonina e noradrenalina envolve sua remoção da região da sinapse por um mecanismo de recaptação seletiva. Ao inibir a recaptação de um neurotransmissor, ele tende a se acumular no cérebro, sua concentração aumenta e, por um período de semanas, os sintomas depressivos são revertidos ou aliviados.

Os antidepressivos, que foram descobertos há mais de cinquenta anos, hoje são as drogas mais prescritas. No entanto, a depressão permanece sendo a doença psicológica mais prevalente, e nem todos os especialistas estão convencidos da eficácia de antidepressivos que em geral são prescritos, sendo que todos aumentam o nível de transmissores da monoamina no cérebro. De fato, há uma preocupação crescente de que a hipótese da monoamina esteja errada e de que alguns antidepressivos possam aumentar a probabilidade de suicídio. O fato é que pouco sabemos sobre a neurobiologia básica da depressão. É muito improvável que se deva apenas a uma insuficiência de monoaminas. Se esse fosse o caso, seria difícil entender por que as drogas antidepressivas que elevam os níveis de monoamina com rapidez levam várias semanas para ter um efeito significativo sobre os sintomas da depressão. Esse atraso sugere que os antidepressivos trabalham indiretamente e que a depressão é causada por disfunção bioquímica que tem uma ligação distante com a função da monoamina. Sem dúvida, em sua busca por novos alvos para as drogas antidepressivas, as companhias farmacêuticas agora estão explorando trajetos bioquímicos alternativos, como aqueles associados à regulação do cortisol, o hormônio do estresse. Preocupações crescentes com a segurança e os efeitos colaterais dos inibidores de recaptação de monoamina são a força propulsora que está por trás da busca de novos tratamentos mais eficazes para essa desconcertante doença cerebral.

Neste capítulo, vimos como o cérebro partido pode ser reparado por uma combinação de tecnologia da interface cérebro-máquina, pela neutralização de inibidores de regeneração ou pela manipulação da capacidade do sistema nervoso de se autorreparar. A disfunção e a lesão cerebrais são tão assustadoras porque afetam quem somos, e não apenas o que somos. Tratamentos eficazes e curas ainda não estão disponíveis para muitos transtornos comuns da função cerebral, o que talvez não seja surpresa: afinal, o cérebro inteiro é admiravelmente complicado. Apesar disso, podemos encontrar incentivo no ritmo de descobertas nas neurociências e ser otimistas em relação ao fato de que, muitas vezes, um melhor entendimento de como o cérebro funciona nos ajudará a repará-lo.

Capítulo 8

Epílogo

Podemos aprender muito (como já aconteceu) sobre o cérebro determinando onde tarefas mentais distintas são desempenhadas, e nossa capacidade de fazer isso melhorou consideravelmente nos últimos anos com o uso de tecnologias de imagiologia, como a RMf, que permitem que o cérebro ativo seja mapeado em relação às suas funções. No entanto, não devemos ser seduzidos por lindas imagens do cérebro em ação, pois existe a necessidade de uma avaliação madura da contribuição que a localização da função por RMf ou outras tecnologias pode dar para o entendimento de como o cérebro funciona como um todo.

É importante lembrar que a RMf localiza a atividade neuronal indiretamente pela detecção de mudanças no fluxo sanguíneo e pode, por isso, representá-la de forma equivocada. Certamente há uma ligação entre o maior fluxo sanguíneo e as medidas de atividade neuronal, mas pode não ser obrigatória e, na melhor hipótese, tem a probabilidade de ser apenas uma aproximação. Sabemos, por exemplo, que o cérebro pode executar todas as funções necessárias para reconhecer um rosto em apenas trezentos milissegundos, enquanto a dilatação de vasos sanguíneos leva alguns segundos. Logo, é possível que breves surtos de atividade neural de importância funcional não atraiam um aumento do fluxo sanguíneo. Além disso, quando é detectado maior fluxo sanguíneo em uma região, a razão pode ser uma série de surtos distintos de atividade neural que envolvem diferentes neurônios desempenhando diferentes operações funcionais. O método da RMf também não tem probabilidade de detectar importantes operações funcionais que não sejam altamente localizadas, mas desempenhadas por redes de neurônios com distribuição difusa. Tais operações podem passar despercebidas porque a rede funciona sem exigir mais sangue oxigenado. Em outras palavras, existe a probabilidade de haver operações importantes realizadas por neurônios que podem ser atingidas sem a capacidade do suprimento normal de sangue de acomodá-las. Neurônios com funcionamento ativo podem não precisar convocar mais recursos energéticos e, por isso, não serão detectados pela RMf.

Mesmo se admitirmos que a RMf e outras tecnologias de imagiologia possam produzir mapas confiáveis de alta resolução das respostas cerebrais a diferentes tarefas cognitivas, apenas saber onde algo acontece não é o mesmo que saber como acontece. Nosso próximo desafio em neurociência é explicar como o cérebro funciona como um todo, processando quantidades enormes de informações em paralelo. Esse é um desafio que exigirá o abandono de um modo de pensar sobre o problema baseado em localização. Porém, ficamos em uma situação paradoxal em que nosso entendimento mais sofisticado do cérebro vem de registros localizados da atividade elétrica de um ou de alguns de seus incontáveis neurônios de cada vez.

Será que algum dia entenderemos o funcionamento completo do cérebro? Se aqui a palavra "entender" for usada no mesmo sentido que podemos usá-la para indicar que entendemos como funciona uma televisão, tenho minhas dúvidas. Os televisores são aparelhos complicados e incríveis, mas foram concebidos pelo cérebro humano e construídos por mãos humanas. Contudo, e apesar disso, poucos de nós diríamos ter um completo entendimento de como funciona uma tevê – o bastante para consertá-la quando não funciona, por exemplo. Todavia, confiamos que algumas pessoas com conhecimento saibam tudo sobre televisores e, portanto, suas operações não deixam nenhuma questão filosófica sem resposta. Talvez nosso entendimento de como o cérebro funciona não atinja esse nível. Algum cientista no futuro pode alegar ter obtido uma compreensão integral do cérebro. Mas parece improvável que o restante de nós simplesmente pararia de considerar o pensamento, os sonhos, a poesia e a beleza de um pôr do sol como manifestações um tanto enigmáticas do cérebro em ação e a causa de alguma modesta reflexão filosófica.

Leituras complementares

Livros gerais

Há muitos livros excelentes sobre as neurociências, mas poucos oferecem uma introdução abrangente e acessível para leigos. As obras *Foundations of Neurobiology*, de Fred Delcomyn (Freeman & Co., 1998), e *Essentials of Neural Science and Behaviour*, de Eric R. Kandel, James H. Schwartz e Thomas M. Jessell (Prentice Hall International, 1995), combinam textos lúcidos com ilustrações extremamente úteis e podem ser recomendadas para leitores que desejam aprofundar o assunto. Para um guia sobre a mente humana, consulte o *Oxford Companion to the Mind*, 2ª ed., editado por Richard L Gregory (Oxford University Press, 2004).

Capítulo 1

Para uma revisão de parte da literatura mais importante sobre o controle dos movimentos oculares na leitura, leia o artigo de Keith Rayner, "Eye Movements in Reading and Information Processing: 20 Years of Research", *Psychological Bulletin*, 124 (1998), p. 372-422.

Capítulo 2

O site http://www.bri.ucla.edu/nha/histneur.htm oferece uma série de links úteis para recursos confiáveis sobre a história da neurociência.

Em http://nobelprize.org/index.html há informações sobre o Prêmio Nobel concedido a Golgi e Cajal por seu trabalho pioneiro discutido nesse capítulo. Para uma história erudita e abrangente dos conceitos sobre o cérebro em ação, consulte *Origins of Neuroscience: A History of Explorations into Brain Function*, de Stanley Finger (Oxford University Press, 2001).

Capítulo 3

Foundations of Neurobiology, de Fred Delcomyn (Freeman & Co., 1998), e *Essentials of Neural Science and Behaviour*, de Eric R. Kandel, James H. Schwartz e Thomas M. Jessell (Prentice Hall International, 1995), ajudarão a esclarecer alguns conceitos difíceis mencionados nesse capítulo. Para um relato mais técnico, porém não menos claro, leia *An Introduction to Molecular Neurobiology*, de Zach W. Hall (Sinauer Associates, 1992).

Capítulo 4

Para uma visão contemporânea da evolução animal, veja o artigo de Kenneth M. Halanych, "The New View of Animal Phylogeny", Annual Reviews of Ecology, Evolution and Systematics, 35 (2004), p. 229-56. Para saber mais sobre o papel da seleção sexual na rápida evolução do cérebro humano, consulte *The Mating Mind: How Sexual Choice Shaped the Evolution of Human Nature*, de Geoffrey F. Miller (Doubleday, 2000).

Capítulo 5

O site de Richard L. Gregory (editor do *Oxford Companion to the Mind*), http://www.richardgregory.org/index.htm, é intelectualmente estimulante a respeito da conexão evasiva entre sensação e percepção, com alguns filmes fascinantes sobre ilusão que podem ser baixados. Para uma reconsideração contemporânea da ideia da célula-avó, veja os artigos de R. Quian Quiroga et al., "Invariant Visual Representation by Single Neurons in the Human Brain", *Nature*, 435 (2005), p. 1102-1107, e de Eric R. Kandel, "The Molecular Biology of Memory Storage: A Dialogue between Genes and Synapses", *Science*, 294 (2001), p. 1030-1038.

Capítulo 6

A pesquisa original sobre as consequências da aprendizagem espacial nos cérebros de taxistas encontra-se no artigo de Eleanor A. Maguire et al., "Navigation-Related Structural Change in the Hippocampi of Taxi Drivers", *Proceedings of the National Academy of Sciences*, 97 (2000), p. 4398-4403.

Capítulo 7

Para mais informações sobre interfaces cérebro-máquina, consulte os artigos de Miguel A. L. Nicolelis, "Actions from Thoughts", *Nature*, 409 (2001), p. 403-407, e de Aileen Constans, "Mind over Machines", The Scientists (14 de fevereiro de 2005), p. 27-29. Para saber o que há de mais recente sobre a superação de obstáculos à regeneração na medula espinhal de mamíferos adultos, leia o artigo de Fouad K. Schnell et al., "Combining Schwann Cell Bridges and Olfactory-Ensheathing Glia Grafts with Chondroitinase Promotes Locomotor Recovery after Complete Transaction of the Spinal Cord", *Journal of Neuroscience*, 25 (2005), p. 1169-1178.

ÍNDICE REMISSIVO

D

E

F

G

H

I

N

S

T

V

W

Lista de ilustrações

9. Cefalização. De Matthews, G.G., *Neurobiology*, 1997 © Blackwell Science Inc.

10. Homúnculo. © Museu de História Natural, Londres.

11. Duas percepções de uma sensação.

12. Olho e retina. De Delcomyn, F., *Foundations of Neurobiology*, 1997 © 1998 W.H. Freeman & Company. Usado com permissão.

13. Trajeto óptico – do olho ao córtex. De *Neuroscience: The Science of the Brain*, 2003 © Professor Richard Morris/Associação Britânica de Neurociências.

14. Organização colunar no córtex visual primário. Purvis et al., *Neuroscience*, 3ª edição © 2004 Sinauer Associates Inc.

15. Localização sonora por detecção em coincidência. De Matthews, G.G., *Neurobiology*, 1997 © 2004 Sinauer Associates Inc.

16. Motorista de táxi. Reproduzido com permissão de Punch Ltd.

17. Evolução artificial do cérebro de um robô.

18. Implante coclear. Purvis et al., *Neuroscience*, 3ª edição © 2004 Sinauer Associates Inc.

19. Pensamentos de macaco movem braço robótico. Centro Médico da Duke University.

IMPRESSÃO:

GRÁFICA EDITORA Pallotti
IMAGEM DE QUALIDADE

Santa Maria - RS - Fone/Fax: (55) 3220.4500
www.pallotti.com.br